Kohlhammer

Die Autorin

Anne-Katrin Baum arbeitet als Ltd. Medizinisch-technische Assistentin für Funktionsdiagnostik an der Universitätsklinik für Neurologie der Otto-von-Guericke Universität in Magdeburg.

Für meine Eltern

Anne-Katrin Baum

Neurophysiologie in der Praxis

Ein Handbuch für Medizinisch-technische
Assistenten/-innen für Funktionsdiagnostik/
Medizinische/-r Technologe/-in
für Funktionsdiagnostik

4. Auflage

Verlag W. Kohlhammer

Dieses Werk einschließlich aller seiner Teile ist urheberrechtlich geschützt. Jede Verwendung außerhalb der engen Grenzen des Urheberrechts ist ohne Zustimmung des Verlags unzulässig und strafbar. Das gilt insbesondere für Vervielfältigungen, Übersetzungen, Mikroverfilmungen und für die Einspeicherung und Verarbeitung in elektronischen Systemen.

Die Wiedergabe von Warenbezeichnungen, Handelsnamen und sonstigen Kennzeichen in diesem Buch berechtigt nicht zu der Annahme, dass diese von jedermann frei benutzt werden dürfen. Vielmehr kann es sich auch dann um eingetragene Warenzeichen oder sonstige geschützte Kennzeichen handeln, wenn sie nicht eigens als solche gekennzeichnet sind.

Es konnten nicht alle Rechtsinhaber von Abbildungen ermittelt werden. Sollte dem Verlag gegenüber der Nachweis der Rechtsinhaberschaft geführt werden, wird das branchenübliche Honorar nachträglich gezahlt.

Dieses Werk enthält Hinweise/Links zu externen Websites Dritter, auf deren Inhalt der Verlag keinen Einfluss hat und die der Haftung der jeweiligen Seitenanbieter oder -betreiber unterliegen. Zum Zeitpunkt der Verlinkung wurden die externen Websites auf mögliche Rechtsverstöße überprüft und dabei keine Rechtsverletzung festgestellt. Ohne konkrete Hinweise auf eine solche Rechtsverletzung ist eine permanente inhaltliche Kontrolle der verlinkten Seiten nicht zumutbar. Sollten jedoch Rechtsverletzungen bekannt werden, werden die betroffenen externen Links soweit möglich unverzüglich entfernt.

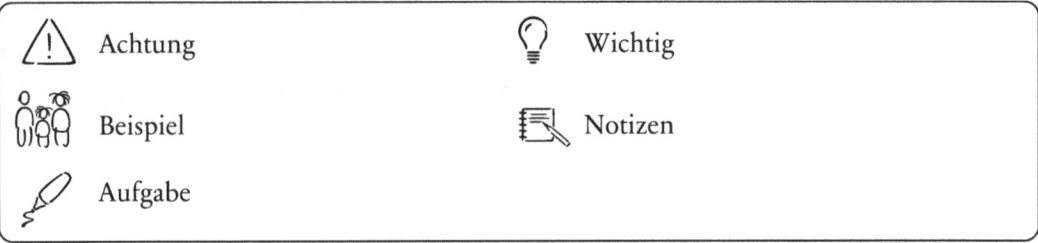

4. Auflage 2023

Alle Rechte vorbehalten
© W. Kohlhammer GmbH, Stuttgart
Gesamtherstellung: W. Kohlhammer GmbH, Stuttgart

Print:
ISBN 978-3-17-042845-4

E-Book-Formate:
pdf: ISBN 978-3-17- 042846-1

Geleitwort zur 4. Auflage

Im Laufe von 15 Jahren hat das Handbuch drei Auflagen erlebt. Vier Jahre nach der 3. Auflage nun die vorliegende 4. Auflage.

Eine wesentliche Neufassung und Überarbeitung der bisherigen Auflagen war nicht notwendig. Vielmehr erfolgten Erweiterungen.

Diese betreffen im Wesentlichen Ableitungen im Bereich der somatosensorisch evozierten Potentiale (SSEP). Darüber hinaus wurde das Vorgehen bei der neurophysiologischen Diagnostik am häufigsten mit dem in der Praxis auftretenden Karpaltunnelsyndrom exemplarisch dargestellt. Es bleibt nunmehr der Ausblick auf eine möglicherweise 5. Auflage in einigen Jahren. Dann wäre es wünschenswert, wenn auch die elektromyographische Diagnostik, die im Wesentlichen in der Hand des Arztes liegt, auch aus Sicht der erfahrenen medizinisch-technischen Mitarbeiter*in dargestellt wird. Dies zumal die Dokumentation der EMG-Befunde dieser bereits unterliegt.

Magdeburg, Herbst 2022   Prof. Dr. Helmut Feistner

Inhalt

Geleitwort zur 4. Auflage 5

1 EEG – Elektroenzephalographie 11
1.1 Elektrodenpositionen nach dem 10–20-Elektrodensystem 12
1.1.1 Elektrodenposition der Mittellinie 13
1.1.2 Elektrodenposition der Querlinie 14
1.1.3 Elektrodenposition entlang der Zirkumferenz 15
1.1.4 Elektrodenposition in den parasagitalen Längsreihen und den mittleren Querreihen 16
1.1.5 Elektrodenposition in der frontalen Querreihe 17
1.1.6 Elektrodenposition in der parietalen Querreihe 18
1.2 Erweitertes 10–20-Elektrodensystem 19
1.3 Grundaktivität, Grundrhythmus und andere physiologische Graphoelemente 19
1.3.1 Normale Graphoelemente 20
1.3.2 Typen des Grundrhythmus 21
1.3.3 Varianten des Grundrhythmus 22
1.3.4 Besondere, physiologische Formen der EEG-Aktivität 22
1.3.5 Graphoelemente des Schlafes 26
1.4 Pathologische Graphoelemente 28
1.4.1 Epilepsietypische Potentiale 28
1.4.2 Periodische Aktivität 29
1.4.3 Triphasische Wellen 30
1.4.4 Intermittierend rhythmische Deltaaktivität (IRDA) 31
1.5 Das pathologische EEG 31
1.5.1 Leichte Allgemeinveränderung 31
1.5.2 Mittelschwere Allgemeinveränderung 31
1.5.3 Schwere Allgemeinveränderung 31
1.5.4 Alpha-Koma 32
1.5.5 EEG bei irreversiblen Hirnfunktionsausfall 32
1.6 Herdbefunde 32
1.6.1 Alpha-Verminderung 32
1.6.2 Alpha-Aktivierung 32
1.6.3 Epilepsietypische Potentiale 32
1.6.4 Fokale Verlangsamung (Herd) 33
1.6.5 Breach rhythm 33
1.7 Die Schlafstadien nach Rechtschaffen und Kales 33
1.7.1 Stadium Wach 33
1.7.2 Stadium I 34
1.7.3 Stadium II 34
1.7.4 Stadium III 34
1.7.5 Stadium IV 34
1.7.6 Stadium REM 34
1.8 Aktivierungsmethode 35
1.8.1 Berger-Manöver 35
1.8.2 Hyperventilation 36
1.8.3 Schlafentzug 37
1.8.4 Fotostimulation 37
1.9 Biologische und technische Artefakte 38
1.9.1 Schwitzartfakte 38
1.9.2 Lid- und Bulbusartefakte 38

		1.9.3 EKG-Artefakte	39
		1.9.4 Muskelartefakte	39
		1.9.5 Pulsartefakte	40
		1.9.6 Artefakte durch einen Vagusstimulator	40
		1.9.7 Wechselstromartefakte	41
		1.9.8 Artefakt durch elektrostatische Entladung	41
		1.9.9 Artefakte durch einen »Hirnschrittmacher«	42
		1.9.10 Seitendifferenzen der Amplituden durch unkorrekte Elektrodenpositionierung	42
		1.9.11 Artefakt durch Kontaktfehler der Elektrode	43
	1.10	EEG zur Diagnostik des irreversiblen Hirnfunktionsausfalls	44
2	**Evozierte Potentiale**		**48**
	2.1	AEP – akustisch evozierte Potentiale	48
		2.1.1 Beurteilung der FAEP	50
	2.2	VEP – visuell evozierte Potentiale	52
		2.2.1 Normvariante W-Form	54
		2.2.2 Blitzbrillen-VEP	55
		2.2.3 Halbfeldstimulation	55
	2.3	SSEP – somatosensorisch evozierte Potentiale	58
		2.3.1 SEP nach Nervenstammstimulation	58
		2.3.2 SEP nach Dermatomreizung	59
		2.3.3 Praktische Durchführung	60
	2.4	Magnetisch evozierte Potentiale (MEP)	80
		2.4.1 Transkranielle Magnetstimulation des Motorkortex (KML)	81
		2.4.2 Spinale Wurzelstimulation (peripher motorische Latenz/PML)	84
		2.4.3 Berechnung der zentral motorischen Latenzzeit (ZML)	84
		2.4.4 Beurteilung der Reizantworten	87
		2.4.5 Magnetische Stimulation des N. fazialis	87
		2.4.6 Transkutane Magnetstimulation peripherer Nerven	91
3	**Neurographie**		**92**
	3.1	Sensible Neurographie	92
		3.1.1 N. medianus	94
		3.1.2 N. ulnaris	96
		3.1.3 Ramus dorsalis nervi ulnaris	98
		3.1.4 Ramus superficialis n. radialis	100
		3.1.5 N. cutaneus antebrachii lateralis	102
		3.1.6 N. cutaneus antebrachii medialis	104
		3.1.7 N. suralis	106
		3.1.8 R. peroneus superficialis	108
		3.1.9 N. peroneus profundus	110
		3.1.10 N. saphenus	112
		3.1.11 N. plantaris medialis	114
		3.1.12 N. plantaris lateralis	116
		3.1.13 N. cutaneus femoris lateralis	118
	3.2	Motorische Neurographie	120
		3.2.1 N. medianus	122
		3.2.2 N. ulnaris	132
		3.2.3 N. radialis	140
		3.2.4 N. peroneus	142
		3.2.5 N. tibialis	146
		3.2.6 N. femoralis	150
		3.2.7 N. facialis	152
		3.2.8 N. accessorius	154
		3.2.9 N. suprascapularis	156
		3.2.10 N. axillaris	158
		3.2.11 N. musculocutaneus	160
		3.2.12 N. phrenicus	162
		3.2.13 N. thoracicus longus	164

4	**F-Wellen**		**166**
5	**H-Reflex**		**168**
6	**Hirnstammreflexe**		**170**
	6.1	Blinkreflex (Orbicularis oculi-Reflex)	170
		6.1.1 Ausfall des Blinkreflexes oder einer seiner Komponenten	172
	6.2	Masseterreflex	178
	6.3	Kieferöffnungsreflex	180
7	**Sympathischer Hautreflex**		**182**
8	**Repetitive Stimulation**		**184**
9	**Tremoranalyse**		**186**

Nachwort zur 4. Auflage **188**

Anhang **189**
  Anlage 1: Geräteeinstellungen 189
  Anlage 2: Normwerte 195
  Anlage 3: Schautafeln 219

1 EEG – Elektroenzephalographie

Mit dem EEG werden die Gehirnströme, die Gesamtheit aller, der unter der jeweiligen Elektrode gelegenen Nervenzellpotentiale, abgeleitet, verstärkt und registriert.

Technik

- Verstärkung: 70 µV
- Tiefpassfilter: 70 Hz
- Hochpassfilter: 0,3 s (Zeitkonstante 0,53 Hz)

Untersuchungsbedingungen

- liegend oder entsprechend sitzend
- Augen geschlossen
- passiver Wachzustand

Elektrodenposition

- 10–20-Elektrodensystem

Übergangswiderstand der Elektroden

- unter 5–10 kOhm, alle Elektroden gleich niedrig
- Dauer der Untersuchung:
  ca. 20–30 Minuten, inklusive einer Belastung durch Hyperventilation und Fotostimulation

Ableitprogramme

- Referenzableitung
- bipolare Längs- und Querreihen, Quellenableitungen

Polygraphische Ableitungen

- EKG: Verstärkung 100 µV, Tiefpassfilter 70 Hz, Hochpassfilter 1,0 s–1,5 s
- EMG: Verstärkung 20 µV, Tiefpassfilter 70 Hz, Hochpassfilter 1,0 s
- EOG: Verstärkung 100 µV, Tiefpassfilter 70 Hz, Hochpassfilter 0,3 s

Auswertung des EEG

- Frequenzen
- Amplituden
- Häufigkeit
- Modulation
- Symmetrie
- Reagibilität

1.1 Elektrodenpositionen nach dem 10–20-Elektrodensystem

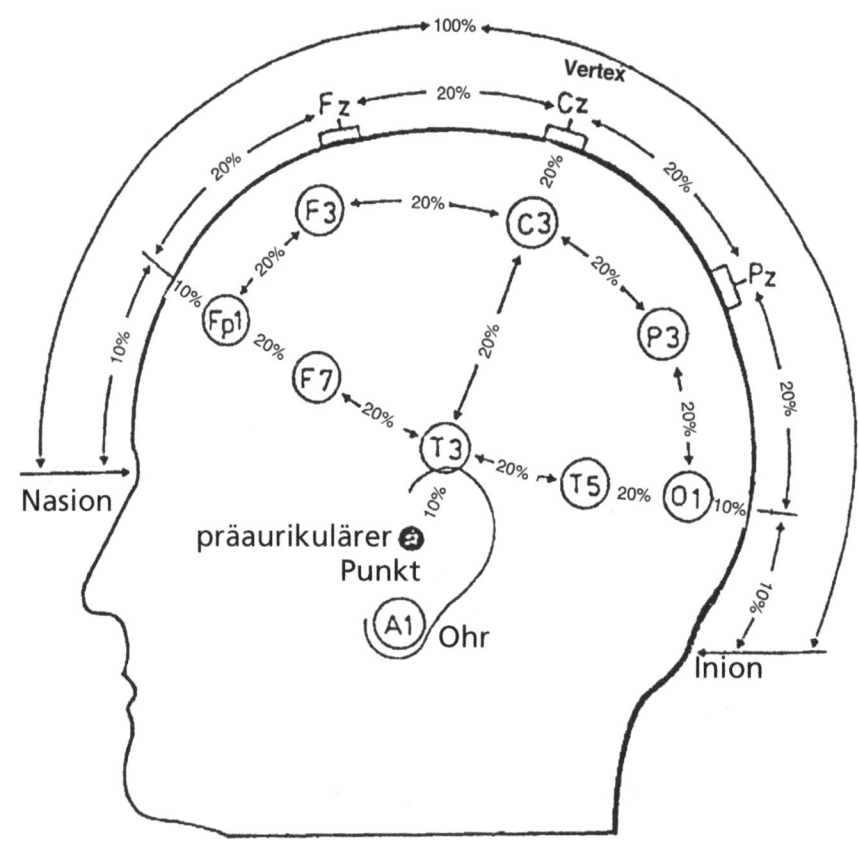

Abb. 1: Elektrodenpositionen nach dem 10–20-Elektrodensystem

Notizen:

1.1.1 Elektrodenposition der Mittellinie

Der Abstand zwischen Nasion und Inion wird entlang der Mittellinie gemessen. Auf der Hälfte wird der Punkt Cz markiert. Er muss auch in der Mitte der präaurikulären Punkte liegen.

Beispiel:
Der Abstand zwischen Nasion und Inion beträgt 34 cm. Cz liegt bei 17 cm.

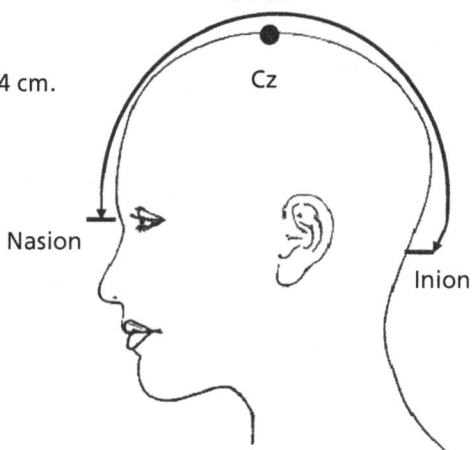

Beispiel

Abb. 2:
Elektrodenposition der Mittellinie – Beispiel

Jetzt wird das Bandmaß entlang der Mittellinie gelegt und die 10- bzw. 20 %ige Aufteilung vorgenommen.

Nasion	+ 10 %	= Fpz
(0 cm	+ 3,4 cm	= 3,4 cm)
Fpz	+ 20 %	= Fz
(3,4 cm	+ 6,8 cm	= 10,2 cm)
Fz	+ 20 %	= Cz
(10,2 cm	+ 6,8 cm	= 17,0 cm)
Cz	+ 20 %	= Pz
(17,0 cm	+ 6,8 cm	= 23,8 cm)
Pz	+ 20 %	= Oz
(23,8 cm	+ 6,8 cm	= 30,6 cm)
Oz	+ 10 %	= Inion
(30,6 cm	+ 3,4 cm	= 34,0 cm)

Damit ergeben sich die Positionen Fpz, Fz, Pz und Oz.

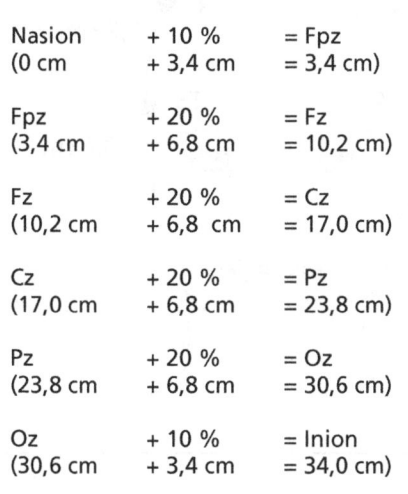

Abb. 3:
Elektrodenposition der Mittellinie – Positionsermittlung

Notizen:

1.1.2 Elektrodenposition der Querlinie

Beispiel

Abb. 4:
Elektrodenposition der Querlinie – Beispiel

Das Maßband wird senkrecht zur Mittellinie über Cz gelegt und die Punkte im 10- bzw. 20 %igen Abstand zu den präaurikulären Punkten markiert.

Beispiel:
Der Abstand zwischen den präaurikulären Punkten beträgt 36 cm.

Cz liegt bei 18 cm.

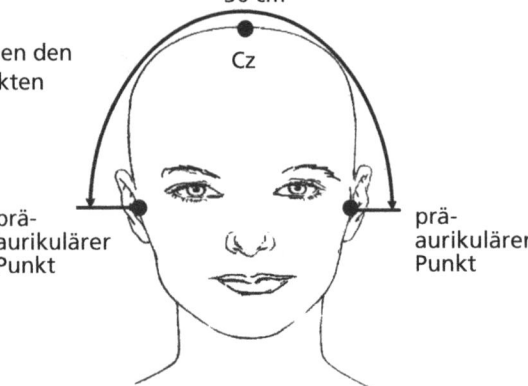

Abb. 5:
Elektrodenposition der Querlinie – Positionsermittlung

Damit ergeben sich die Positionen **T3, C3, C4,** und **T4**.

prae. li.	+ 10 %	= T3
(0	+ 3,6 cm	= 3,6 cm)
T3	+ 20 %	= C3
(3,6 cm	+ 7,2 cm	= 10,8 cm)
C3	+ 20 %	= Cz
(10,8 cm	+ 7,2 cm	= 18,0 cm)
Cz	+ 20 %	= C4
(18,0 cm	+ 7,2 cm	= 25,2 cm)
C4	+ 20 %	= T4
(25,2 cm	+ 7,2 cm	= 32,4 cm)
T4	+ 10 %	= prae. re
(32,4 cm	+ 3,6 cm	= 36,0 cm)

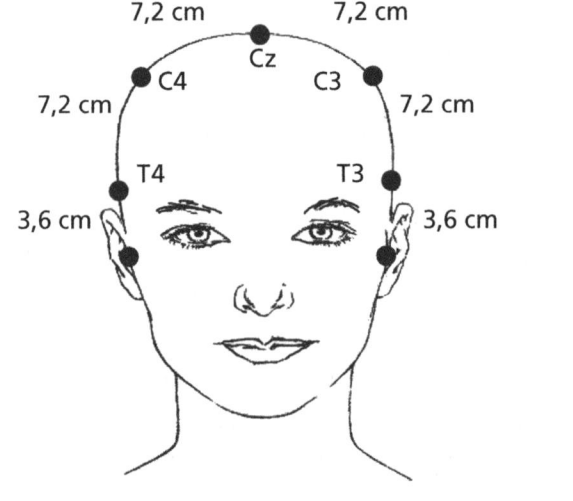

Notizen:

1.1.3 Elektrodenposition entlang der Zirkumferenz

Gemessen wird der Abstand zwischen Fpz und Oz über die Position T3, die Punkte im Abstand von 10 bzw. 20 % werden markiert.

Beispiel:
Die Strecke Fpz zu Oz beträgt 26 cm.

Beispiel

Abb. 6:
Elektrodenposition entlang der Zirkumferenz – Beispiel

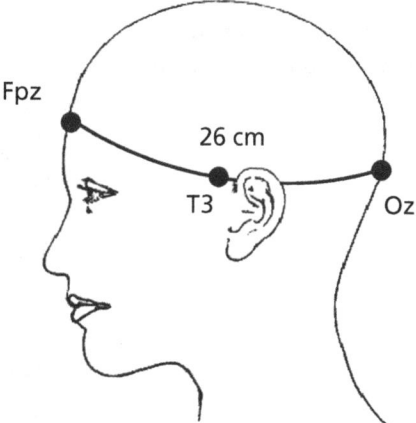

Damit ergeben sich die Positionen **Fp1, F7, T3, T5** und **O1**.
Auf der Gegenseite werden nach dem gleichen Prinzip die Positionen **Fp2, F8, T4, T6** und **O2** bestimmt.

Fpz.	+ 10 %	= Fp1
(0	+ 2,6 cm	= 2,6 cm)
Fp1	+ 20 %	= F7
(2,6 cm	+ 5,2 cm	= 7,8 cm)
F7	+ 20 %	= T3
(7,8 cm	+ 5,2 cm	= 13,0 cm)
T3	+ 20 %	= T5
(13,0 cm	+ 5,2 cm	= 18,2 cm)
T5	+ 20 %	= O1
(18,2 cm	+ 5,2 cm	= 23,4 cm)
O1	+ 10 %	= Oz
(23,4 cm	+ 2,6 cm	= 26,0 cm)

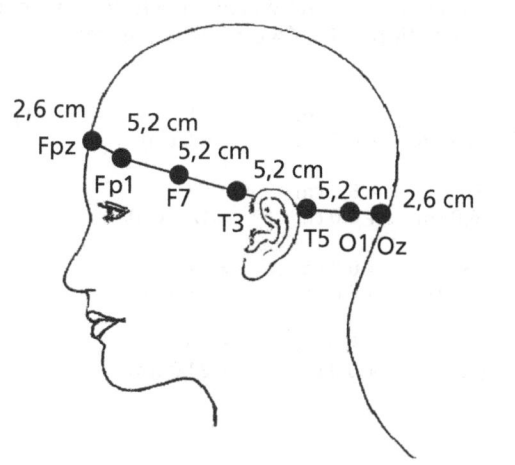

Abb. 7:
Elektrodenposition entlang der Zirkumferenz – Positionsermittlung

Notizen:

1 EEG – Elektroenzephalographie

1.1.4 Elektrodenposition in den parasagitalen Längsreihen und den mittleren Querreihen

Beispiel

Abb. 8:
Elektrodenposition in den parasagitalen Längsreihen und den mittleren Querreihen – Beispiel

Die Strecke Fp1 und O1 wird in vier gleiche Abschnitte unterteilt.

Beispiel:
Die Entfernung beträgt 24 cm.
Ein Abschnitt beträgt somit 6 cm.

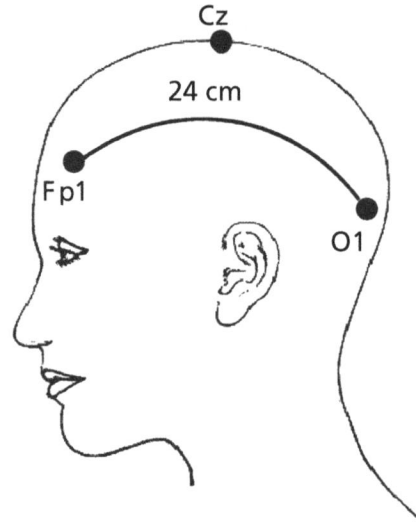

Abb. 9:
Elektrodenposition in der parasagitalen Längsreihen und der mittleren Querreihen – Positionsermittlung

Es entstehen die Positionen **F3**, **C3** und **P3**.
Auf der Gegenseite werden nach dem gleichen Prinzip die Positionen **F4**, **C4** und **P4** bestimmt.

| Fp1 | + 6,0 cm | = F3 |
| (0,0 cm | + 6,0 cm | = 6,0 cm) |

| F3 | + 6,0 cm | = C3 |
| (6,0 cm | + 6,0 cm | = 12,0 cm) |

| C3 | + 6,0 cm | = P3 |
| (12,0 cm | + 6,0 cm | = 18,0 cm) |

| P3 | + 6,0 cm | = O1 |
| (18,0 cm | + 6,0 cm | = 24,0 cm) |

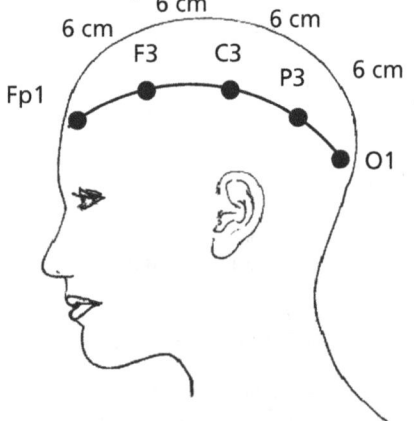

Zu beachten ist, dass der Abstand F3–Fp1 und F3–C3 bzw. F3–Fz und F3–F7 gleich sind. C3 und C4 befinden sich in der Mitte von T3 und Cz sowie T4 und Cz. Alle Abstände müssen gleich lang sein.

Notizen:

1.1.5 Elektrodenposition in der frontalen Querreihe

Gemessen wird die Strecke von F7 über Fz nach F8.
Sie wird in vier gleiche Abschnitte unterteilt.

Beispiel:
Ein Abschnitt beträgt somit 5,5 cm.
Die Entfernung beträgt 22 cm.

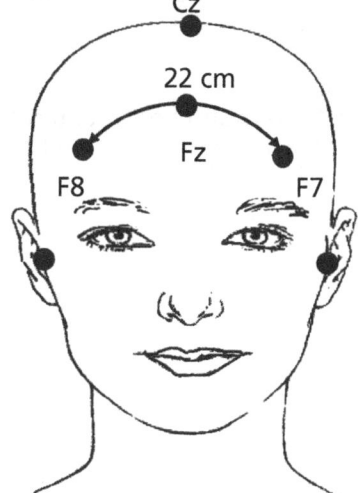

Beispiel

Abb. 10:
Elektrodenposition in der frontalen Querreihe – Beispiel

Es entstehen die Positionen **F3** und **F4**.

F7	+ 5,5 cm	= F3
(0,0 cm	+ 5,5 cm	= 5,5 cm)
F3	+ 5,5 cm	= Fz
(5,5 cm	+ 5,5 cm	= 11,0 cm)
Fz	+ 5,5 cm	= F4
(11,0 cm	+ 5,5 cm	= 16,5 cm)
F4	+ 5,5 cm	= F8
(16,5 cm	+ 5,5 cm	= 22,0 cm)

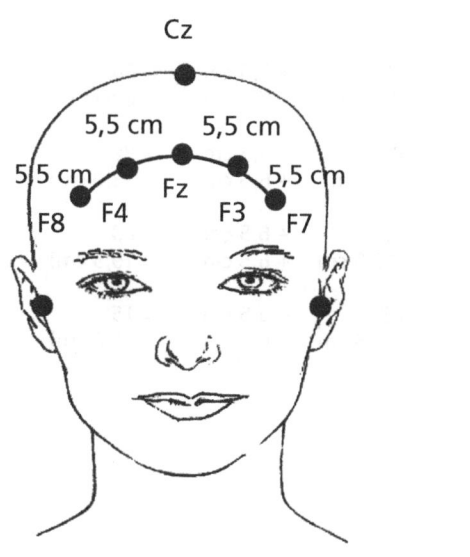

Abb. 11:
Elektrodenposition in der frontalen Querreihe – Positionsermittlung

Notizen:

1.1.6 Elektrodenposition in der parietalen Querreihe

Beispiel

Abb. 12:
Elektrodenposition in der parietalen Querreihe – Beispiel

Gemessen wird die Entfernung von T5 über Pz nach T6.
Sie wird in vier gleiche Abschnitte unterteilt.

Beispiel:
Die Entfernung beträgt 26 cm.
Ein Abschnitt beträgt somit 6,5 cm

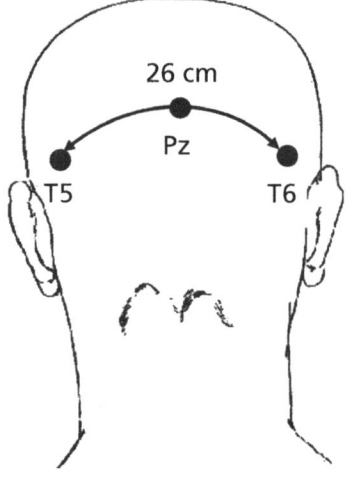

Abb. 13:
Elektrodenposition in der parietalen Querreihe – Positionsermittlung

Es entstehen die Positionen **P3** und **P4**.

T6	+ 6,5 cm	= P4
(0,0 cm	+ 6,5 cm	= 6,5 cm)

P4	+ 6,5 cm	= Pz
(6,5 cm	+ 6,5 cm	= 13,0 cm)

Pz	+ 6,5 cm	= P3
(13,0 cm	+ 6,5 cm	= 19,5 cm)

P3	+ 6,5 cm	= T5
(19,5 cm	+ 6,5 cm	= 26,0 cm)

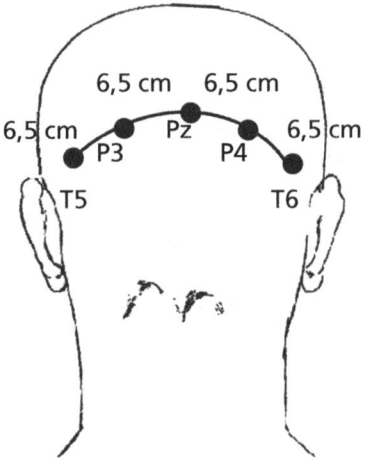

Die Elektroden **A1** und **A2** werden an den Ohrläppchen befestigt.

Notizen:

1.2 Erweitertes 10–20-Elektrodensystem

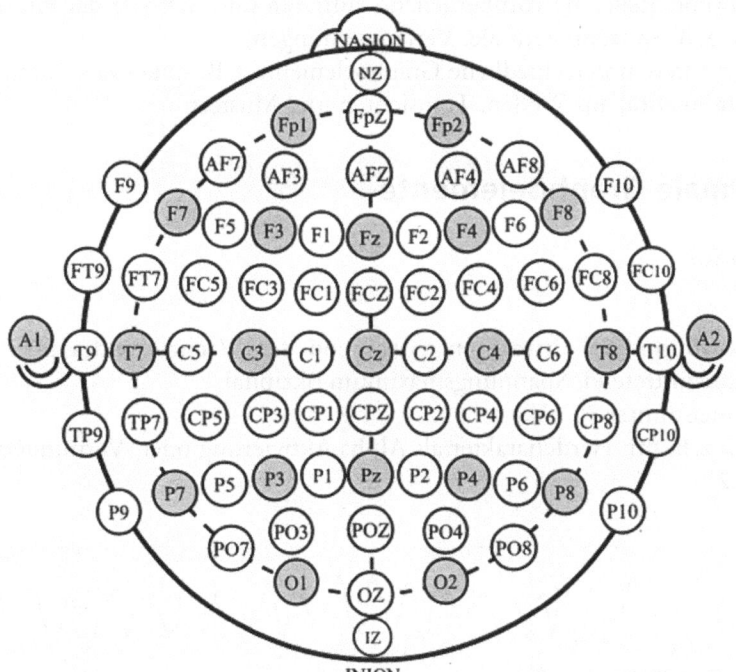

Abb. 14:
Erweitertes 10–20-Elektrodensystem

Die ergänzenden Elektrodenpositionen sind hell eingezeichnet (▶ Abb. 14). Nach der Nomenklatur MCN (Modified Combinatorial Nomenclature) wurden folgende Elektroden des 10–20 Systems umbenannt:

- T3 ist jetzt T7,
- T4 ist jetzt T8,
- T5 ist jetzt P7 und
- T6 ist jetzt P8.

Hier, in diesem Buch, habe ich mich zum besseren Verständnis der vielen »alten« Abbildungen wegen, noch einmal für die »alte« Nomenklatur entschieden.

Wichtig

1.3 Grundaktivität, Grundrhythmus und andere physiologische Graphoelemente

Die Grundaktivität stellt die Aktivität dar, welche in der abgeleiteten Hirnregion unter Standardbedingungen kontinuierlich registriert wird (z. B. Alpha-Rhythmus des gesunden Erwachsenen).

Der Grundrhythmus ist die vorherrschende Grundaktivität der Okzipital-Region. Standardbedingungen sind:

- psychische und körperliche Entspannung
- wacher Bewusstseinsstand
- geschlossene Augen

Man kann die im EEG abgeleiteten Potentiale unterteilen in

1. Wellen (α, β, θ, δ)
2. Transienten (Potentiale, die vorübergehend auftreten und sich von der Hintergrundaktivität abheben, z. B. Spitzenpotentiale, Verlangsamungen)
3. Komplexe (mehrere unterschiedliche Graphoelemente z. B. spike-wave-Komplex)
4. Muster (Kombination aus Wellen, Transienten und Mustern)

1.3.1 Normale Graphoelemente

Alpha-Wellen (α)

- 8–13/s
- als Alpha-Rhythmus bei Erwachsenen während des Wachzustandes über der hinteren Schädelregion auftretend, Spannungsmaximum okzipital
- Amplitude meist unter 50 µV
- pathologisch z. B. mit Herdcharakter als Alpha-Aktivierung oder -Verminderung (▶ Kap. 1.6.2)

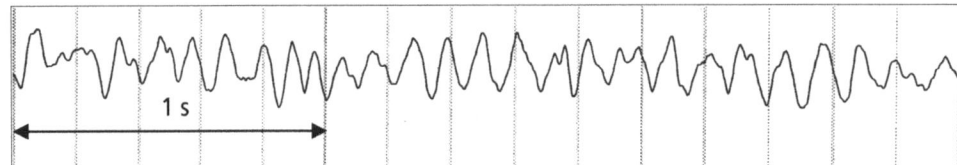

Abb. 15: Alpha-Wellen

Beta-Wellen (β)

- 13–30/s
- als Beta-Rhythmus im Wachzustand frontal und präzentral auftretend
- okzipital als physiologische β-Variante oder als β-Spindeln im Schlaf
- Amplitude meist unter 30 µV
- pathologisch z. B. bei Medikamenteneinfluss (fehlende Unterdrückung beim Berger-Manöver) oder bei herdförmigem Auftreten

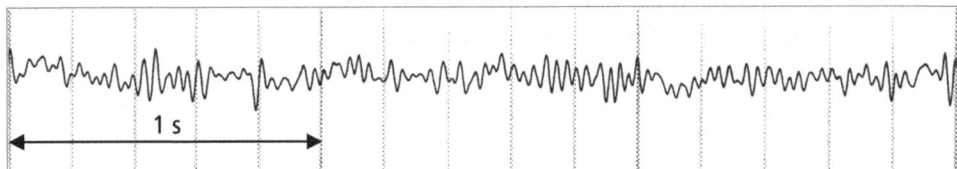

Abb. 16: Beta-Wellen

Theta-Wellen (θ)

- 4–8/s
- Amplituden 20–50 µV
- als 4–5/s Grundrhythmusvariante (als polymorphe Wellen generalisiert bei Vigilanzschwankungen mit kurzzeitigem Ersatz der Alphagrundaktivität; ▶ Kap. 1.1.3)
- pathologisch z. B. als gruppierte monomorphe Wellen mit fronto-zentraler Betonung als »subkortikale Funktionsstörung«

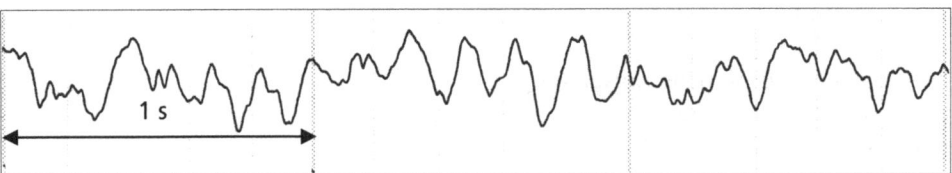

Abb. 17: Theta Wellen

Delta-Wellen (δ)

- 0,5–4/s (unter 0,5/s Subdeltawellen)
- meist über 100 µV
- bogen- bis trapezförmige Gestalt
- bei wachen Erwachsenen immer pathologisch

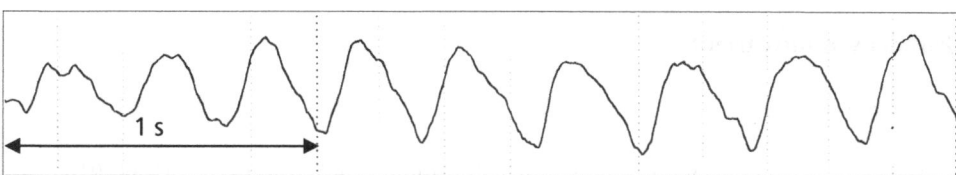

Abb. 18: Delta-Wellen

1.3.2 Typen des Grundrhythmus

Die genetisch beeinflusste, intraindividuell relativ stabile Grundaktivität, besteht in der Regel aus Alphawellen. Ein Alpha-EEG findet sich bei 85 % aller Menschen.

Daneben gibt es aber auch okzipitale Grundaktivitäten außerhalb des Alpha-Bereichs. Die Varianten des Grundrhythmus (▶ Kap. 1.3.2) zeigen alle Eigenschaften, der Lokalisation, der Reagibilität und der Abhängigkeit vom Vigilanzspiegel, wie der reguläre Alpha-Grundrhythmus.

Alpha-Typ
Alpha-Wellen sind im okzipitalen oder hinteren Temporalbereich die vorherrschende Wellenform. Die Amplituden sollten über 15 µV betragen. Unterdrückung der Alpha-Aktivität durch optische, akustische, mentale und andere Reize.

Beta-Typ
Vor allem über der Konvexität finden sich überwiegend Beta-Wellen. Alpha-Aktivität tritt insbesondere auch okzipital deutlich zurück.

Partieller Beta-Typ
Alpha-Wellen und Beta-Wellen sind etwa in gleichem Maße stark ausgeprägt und konkurrieren auch bezüglich der Lokalisation.

Flaches EEG
Im flachen EEG überschreiten die Amplituden des Grundrhythmus 10–15 µV nicht. Die Alpha-Wellen fehlen über den okzipitalen Ableitungen. Somit sind Frequenz und Ausprägung unter Standardregistrierbedingungen nicht zu bestimmen. Nach dem Berger-Manöver (▶ Kap. 1.8) oder während der Hyperventilation können kurzzeitig angedeutet Alpha-Wellen auftreten.

Frequenzlabiles EEG
Die Frequenzen umfassen Theta-, Alpha-, z. T. auch Beta-Bereiche. Sie treten als »Frequenzgemisch« auf.

Unregelmäßiges EEG
Die Frequenz, Amplitude und Form der Wellen ändern sich ständig und regellos. Alpha- und rasche Theta-Wellen wechseln sich ab. Diese Veränderungen sollten auch über der Konvexität erkennbar sein.

1.3.3 Varianten des Grundrhythmus

Subharmonische Grundrhythmusvariante

- Wechsel der Aktivität des normalen Alpha-Rhythmus mit einer halben Alpha-Frequenz
- unveränderte Lokalisation und Reagibilität
- ist auch im Berger-Versuch blockierbar

4/s-Grundrhythmusvariante

- Frequenzen 3–5/s
- okzipital betont
- Wechsel mit normalem Alpha-Rhythmus (physiologische Variante des Alpha-Rhythmus)
- wird durch Augenöffnen und Fotostimulation unterdrückt

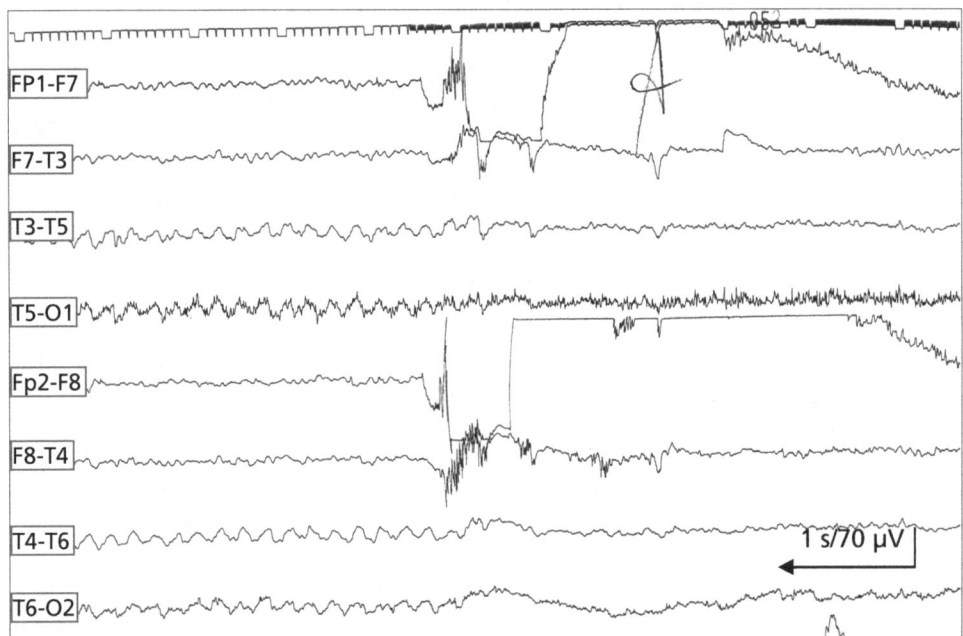

Abb. 19: 4/s-Grundrhythmusvariante

1.3.4 Besondere, physiologische Formen der EEG-Aktivität

Subklinische rhythmische elektroenzephalographische Entladungen bei Erwachsenen (SREDA)

- rhythmisches Muster aus unterschiedlichen Frequenzen (hauptsächlich aus dem Theta-Bereich)
- kann uni- und bilateral auftreten
- 20 Sekunden bis mehrere Minuten anhaltend
- ähnelt einem Anfallsmuster, ohne klinisches Korrelat und ohne klinische Bedeutung

μ-Rhythmus

- 8–11/s, negative Spitze
- arkadenförmige Alpha-Wellen
- treten über der Zentralregion auf (C3/C4)
- keine Beeinflussung durch visuelle Reize
- Unterdrückbarkeit durch Aktivierung der motorischen Hirnregion (z. B. durch kontralateralen Faustschluss oder Gedanken an Faustschluss)

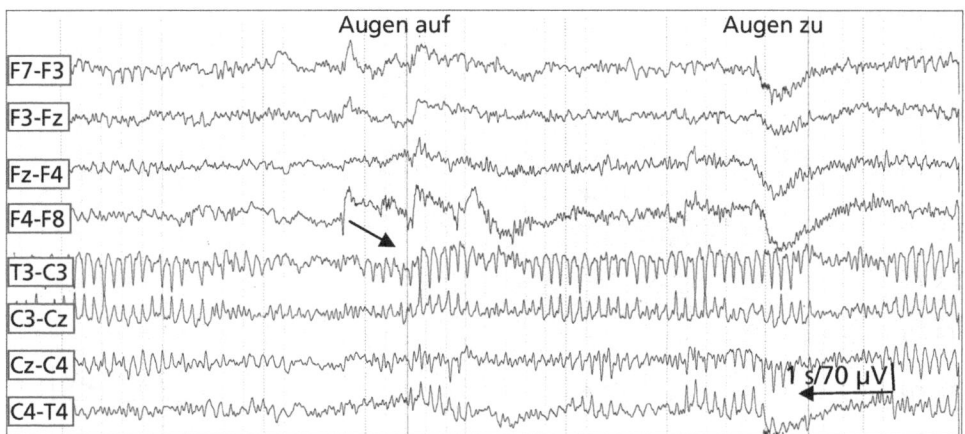

Abb. 20:
μ-Rhythmus

λ-Wellen (Lambda)

- Frequenzen im Theta-Bereich
- positive steile Wellen, bilateral, oftmals asymmetrisch
- über parieto-okzipitalen Hirnregionen
- Auftreten bei aufmerksamer Betrachtung einfacher Bildmuster

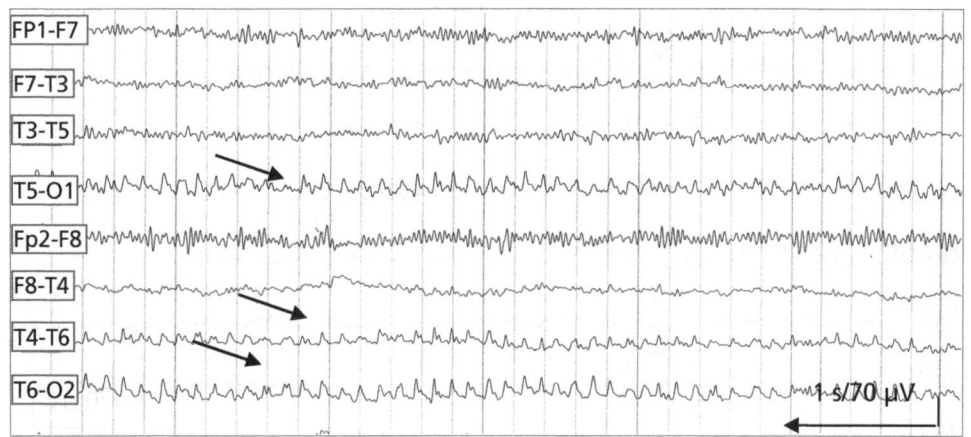

Abb. 21:
λ-Wellen

Notizen:

Delta der Jugend (delta de la jeunesse)

- Monomorphe Frequenzen 3–4/s mit hoher Amplitude
- Ausbreitung okzipito-temporal
- meist bilateral synchron mit aufgelagerten Alphawellen
- Auftreten wird geringer von Kindheit bis zur 3. Lebensdekade

Abb. 22: Delta der Jugend

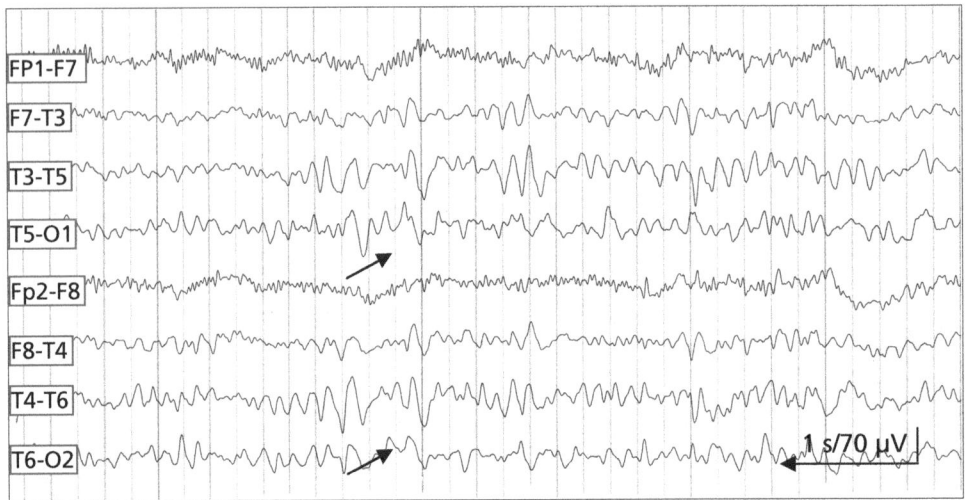

Wicket-Spikes

- Frequenzen 4–11 Hz
- arkadenförmig mit negativer Ausrichtung
- im Wachzustand oder in leichtem Schlaf

Abb. 23: Wicket-Spikes

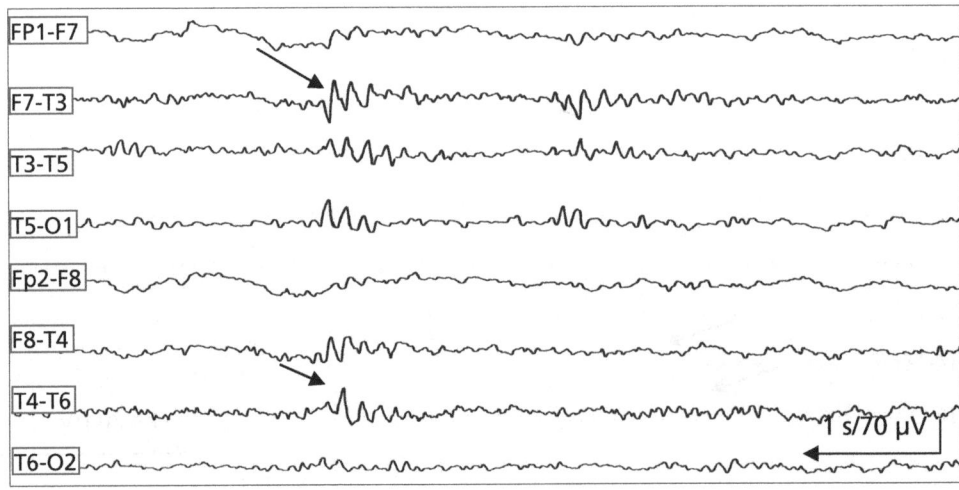

Notizen:

Rhythmic Midtemporal Discharges (RMTD)

- Rhythmische Gruppen von 4–7 Hz
- über temporalen Regionen
- treten bei Schläfrigkeit auf

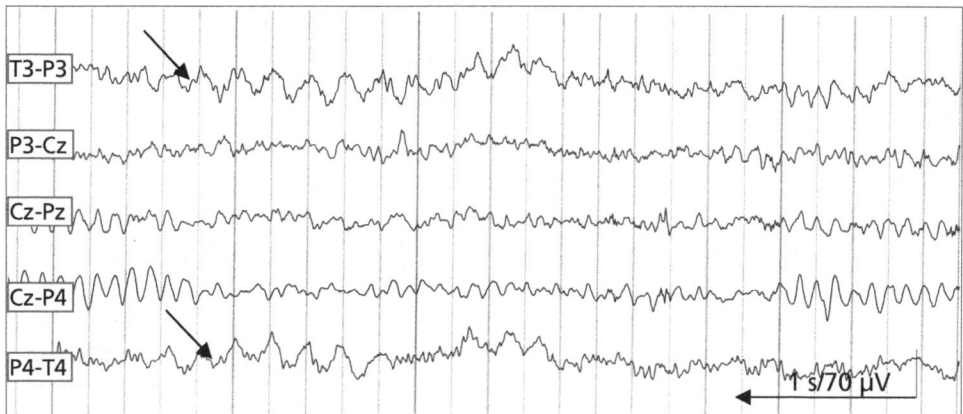

Abb. 24:
Rhythmic Midtemporal Discharges

14 und 6/s-positive Spitzen

- ein- oder doppelseitig auftretende 13–16 und 5–7 Hz auftretende Wellen mit Schwerpunkt über der hinteren Temporalregion
- häufig im jugendlichen Alter bei Müdigkeit auftretend (verschwinden im Schlaf wieder)

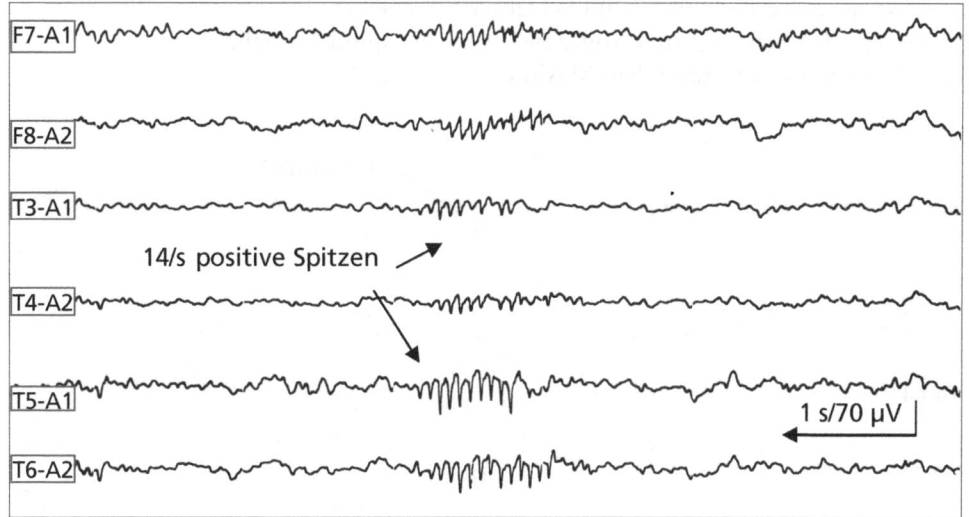

Abb. 25:
14 und 6/s-positive Spitzen

Notizen:

1.3.5 Graphoelemente des Schlafes

Schlafspindeln

- Betawellen mit fronto-zentralem Maximum (Stadium II–III)
- gruppierte spindelförmige Gestalt

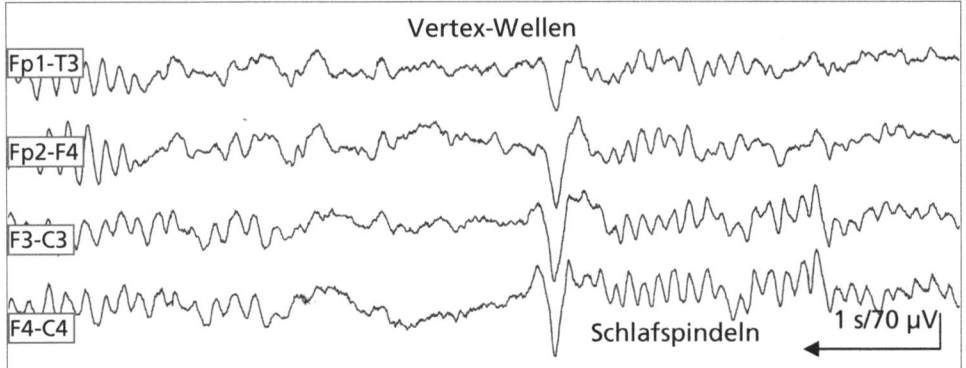

Abb. 26: Schlafspindeln

Vertexwellen

- Hohe steile Welle im leichten Schlaf (Stadium I)
- symmetrisch über der Scheitelregion (Vertex)

K-Komplex

- langsame spannungshohe Welle im Schlaf nach Weckreiz
- im absteigenden Schenkel in Verbindung mit Schlafspindel möglich
- generalisiert mit fronto-zentralem Maximum (Stadium II–III)

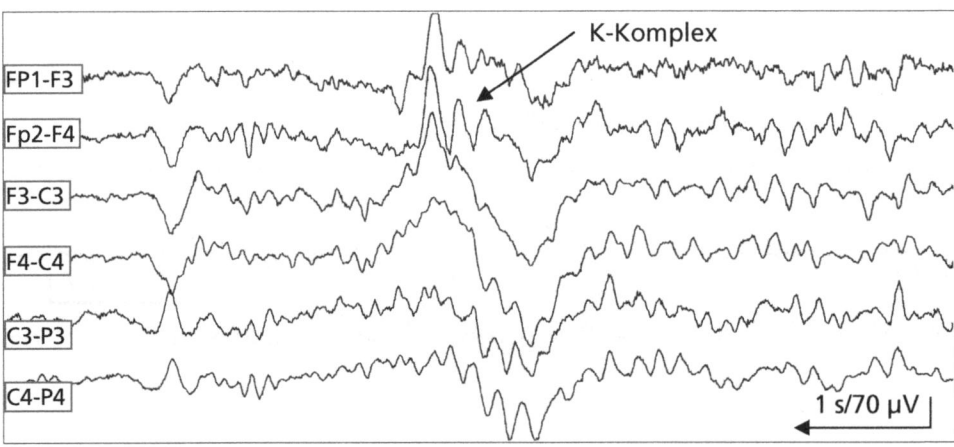

Abb. 27: K-Komplex

Positive okzipitale steile Transienten im Schlaf (POSTS)

- Positive steile Wellen im Schlaf (Stadium II)
- 4–5 Hz, oft in einer Serie auftretend

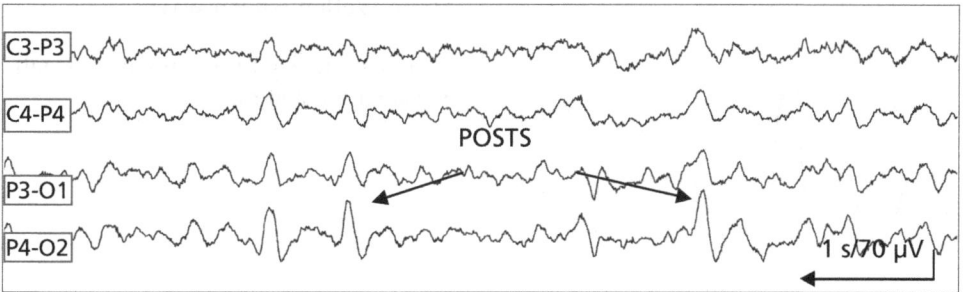

Abb. 28:
Positive okzipitale steile Transienten im Schlaf

Delta-Aktivität im Schlaf

- Delta-Wellen im Schlafstadium III (20–50 %) und Schlafstadium IV (über 50 %)
- individuell sehr unterschiedlich ausgeprägt und vielgestaltig

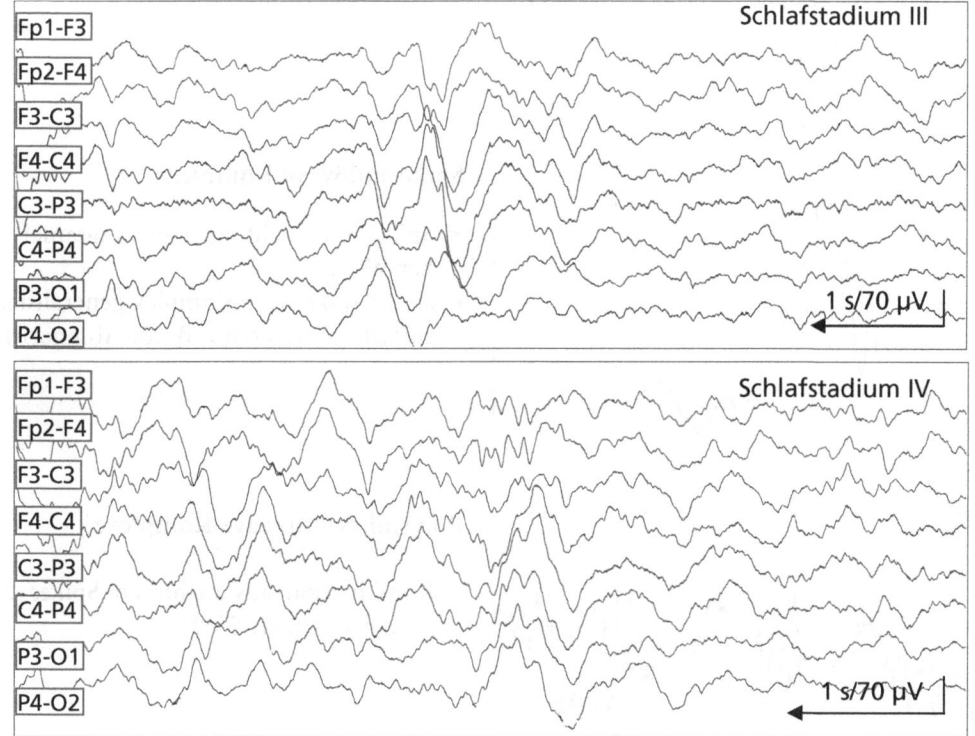

Abb. 29:
Delta-Aktivität im Schlaf

Notizen:

1.4 Pathologische Graphoelemente

1.4.1 Epilepsietypische Potentiale

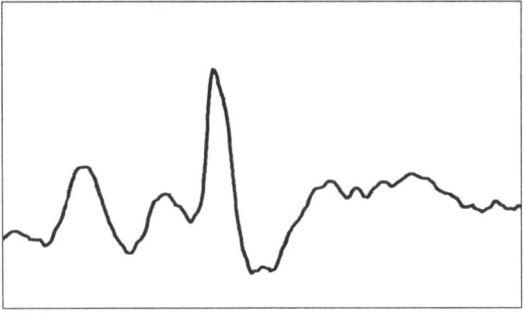
Abb. 30: Steile Wellen

Steile Wellen (sharp waves)

- steiler Anstieg und langsamer Abfall
- Dauer 80–200 ms

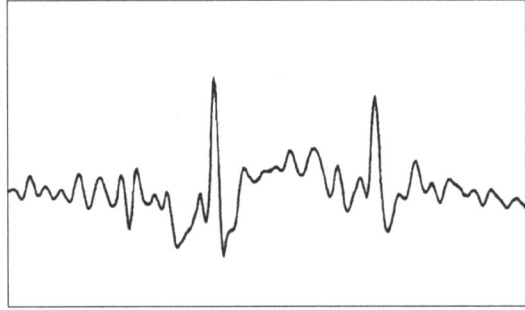
Abb. 31: Spitzen

Spitzen (spikes)

- steil ansteigend und steil abfallend
- Dauer > 80 ms

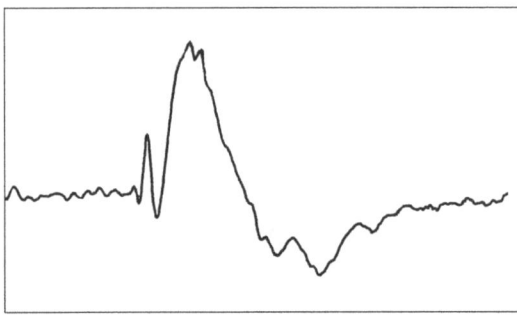
Abb. 32: Spike-and-wave-Komplexe

Spike-and-wave-Komplexe

- Spike mit nachfolgender langsamer hoher Welle
- als 3/s spike-wave-Komplex generalisiert auftretend (typisch z. B. für Absencen)

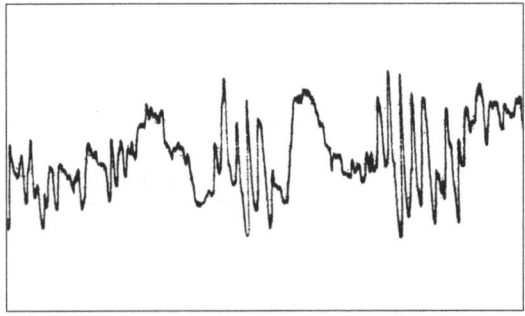
Abb. 33: Polyspikes-and-wave-Komplexe

Polyspikes-and-wave-Komplexe

- Kombination aus mehreren Spikes und einer langsamen Welle

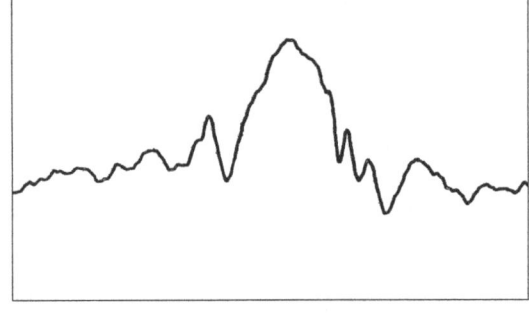
Abb. 34: Sharp-and-slow-wave-Komplexe

Sharp-and-slow-wave-Komplexe

- 1–2 Hz, biphasische sharp-waves mit langsamer Nachschwankung

1.4.2 Periodische Aktivität

Periodic lateralized epileptiform discharges (PLEDS)

- periodisch auftretende steile Transienten (sharp waves oder spike waves)
- lateralisiert oder fokal auftretend (z. B. beim Hirninfarkt)

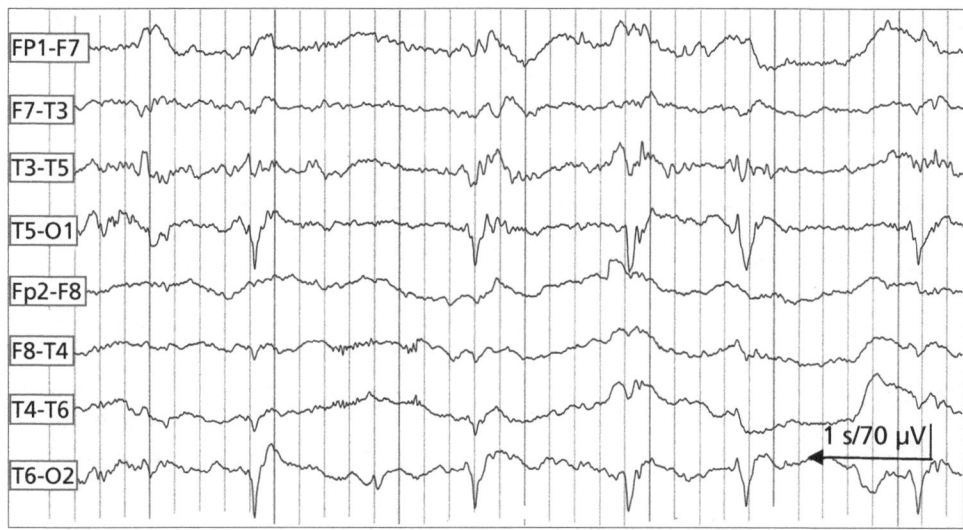

Abb. 35: Periodic lateralized epileptiform discharges

Generalisiert periodisch auftretend
(Zum Beispiel bei einer Creutzfeld-Jakob-Erkrankung)

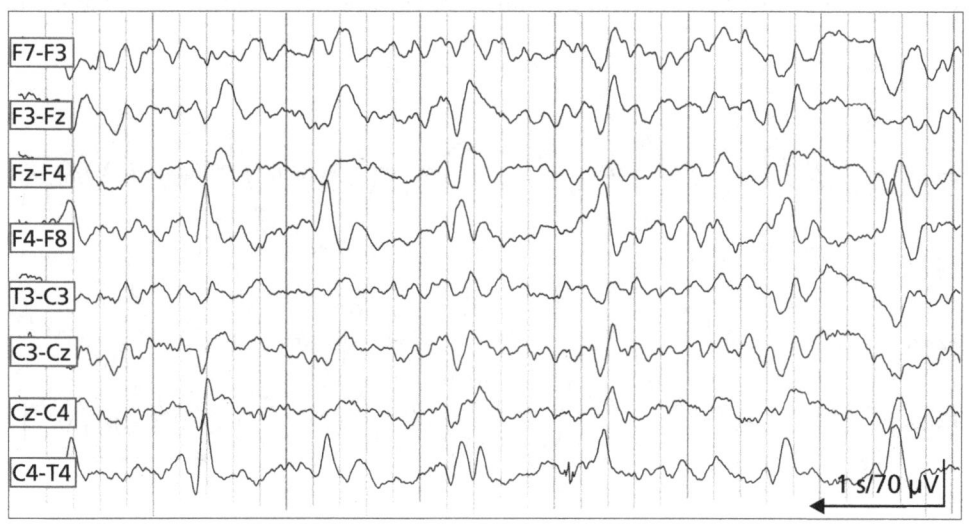

Abb. 36: Generalisiert periodisch auftretend

Notizen:

Burst-suppression-Aktivität

- wechselnd mit Perioden von Gruppen mit Theta- und Delta-Wellen (auch steilen Wellen) und Perioden von fast isoelektrischer Stille
- schwere Hirnschädigung oder medikamentös bedingt

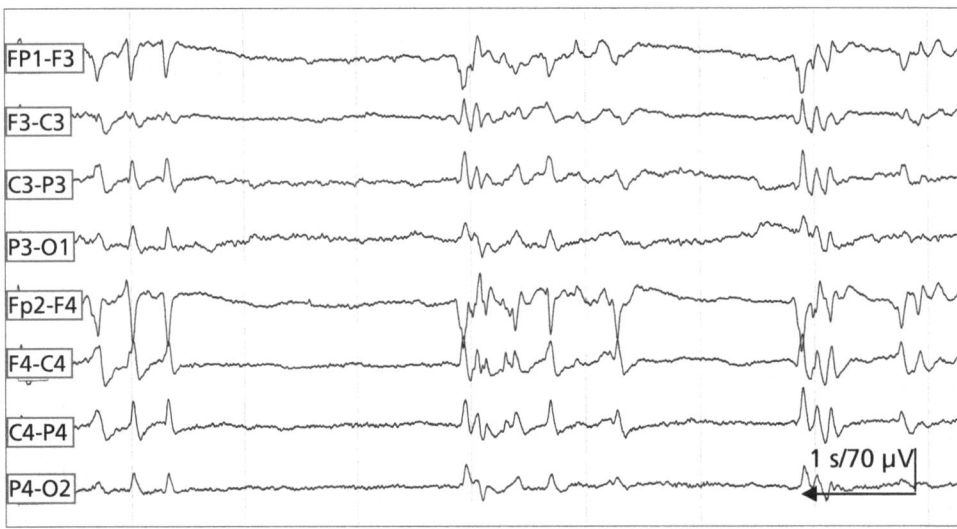

Abb. 37: Burst-suppression-Aktivität

1.4.3 Triphasische Wellen

- steile Welle mit drei Phasen (die erste negative Welle hat dabei meist eine niedrigere Amplitude als die zweite negative Welle)
- treten bei Gehirnstoffwechselstörungen auf (z. B. bei einer hepatischen Enzephalopathie)

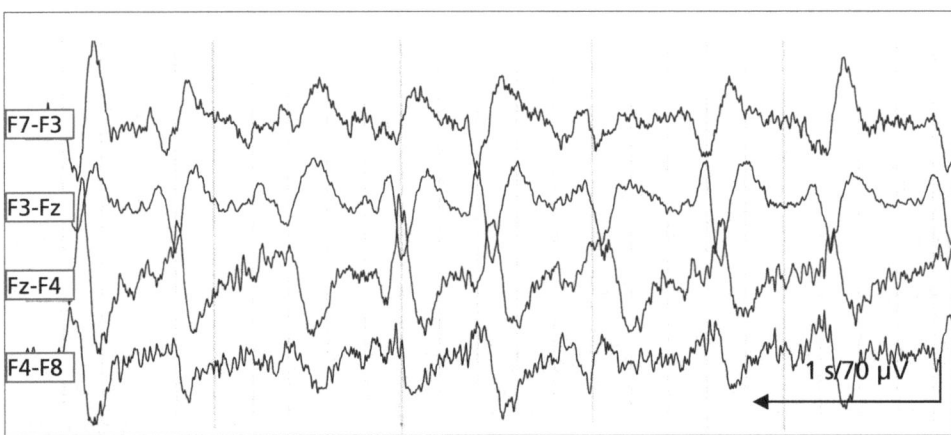

Abb. 38: Triphasische Wellen

Notizen:

1.4.4 Intermittierend rhythmische Deltaaktivität (IRDA)

- Monomorphe 2–3 Hz Delta-Gruppen, rhythmisch auftretend
- bei Auftreten mit okzipitalem Schwerpunkt uni- oder bilateral: ORIDA
- bei Auftreten mit frontalem Schwerpunkt uni- oder bilateral: FIRDA z. B. bei Enzephalopathien unterschiedlicher Genese

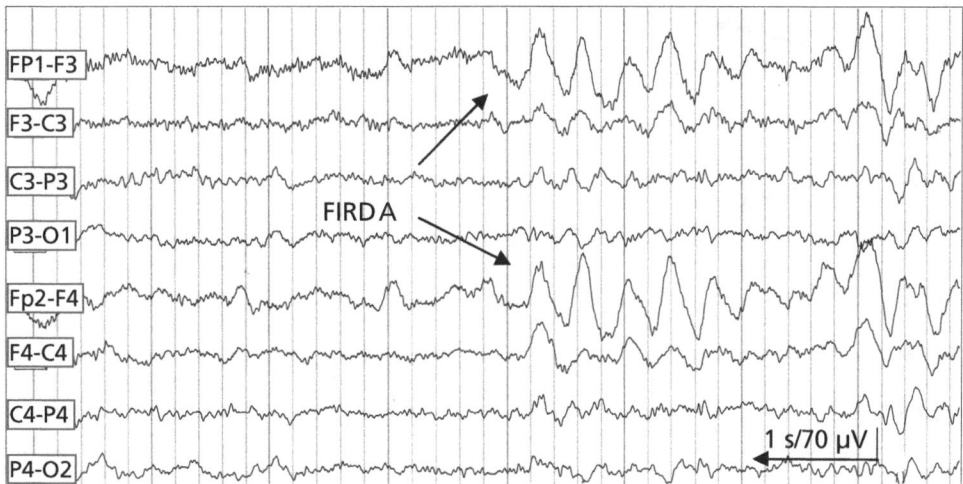

Abb. 39: FIRDA

1.5 Das pathologische EEG

1.5.1 Leichte Allgemeinveränderung

- Grundrhythmus langsamer als 8 Hz
- Theta-Wellen (6–7 Hz) in mäßiger Ausprägung
- z. B. bei leichter Bewusstseinsstörung
- Alpha > Theta

1.5.2 Mittelschwere Allgemeinveränderung

- Theta-Wellen überwiegen deutlich
- in geringer Ausprägung Alpha-Wellen
- Delta-Wellen vereinzelt bis gering
- z. B. bei deutlicher Bewusstseinsstörung
- Theta > Delta und Alpha

1.5.3 Schwere Allgemeinveränderung

- überwiegend Theta- und Delta-Wellen (Subdelta-Wellen)
- Alpha-Wellen sind nicht mehr abzugrenzen
- z. B. beim Koma
- Theta = Delta

1.5.4 Alpha-Koma

- Alpha-Rhyhtmus fronto-präzentral lokalisiert
- keine Reaktion auf Reize
- komatöser Zustand der Patienten

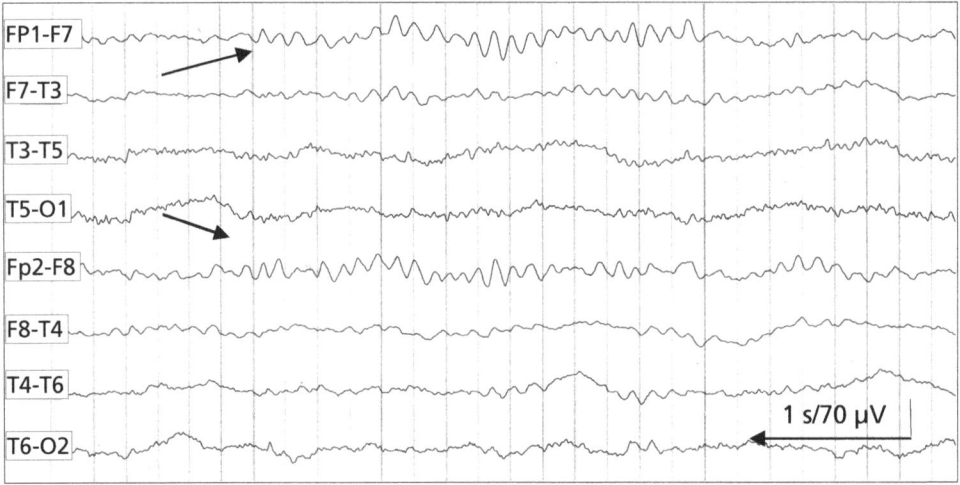

Abb. 40: Alpha-Koma

1.5.5 EEG bei irreversiblen Hirnfunktionsausfall

- Fehlende elektrische Aktivität (▶ Kap. 2.1)
- Ausdruck einer schwersten allgemeinen Funktionsstörung des Gehirns

1.6 Herdbefunde

1.6.1 Alpha-Verminderung

- Minderung der Amplitude des Alpha-Rhythmus um die Hälfte der Gegenseite
- Ausprägung höchstens 70 % zur Ausprägung der Gegenseite, okzipital betont
- z. B. bei rindennahen Herdstörungen (wie z. B. bei Hirnkontusionen)

1.6.2 Alpha-Aktivierung

- umschriebene Frequenzverlangsamung
- keine Blockierung bei Bergerversuch
- Amplitudenzunahme um 50 % zur Gegenseite
- besonders präzentral bis parietal erkennbar
- z. B. bei langsam wachsenden Hirntumoren oder nach Hirnkontusionen

1.6.3 Epilepsietypische Potentiale

- Lokalisiert auftretend weisen sie auf den Ort einer erhöhten zerebralen Anfallsbereitschaft hin (▶ Kap. 1.4.1)

1.6.4 Fokale Verlangsamung (Herd)

- abhängig von der Schwere des Herdbefundes langsame Alpha-Wellen und/oder Theta-Wellen/Delta-Wellen an einer umschriebenen Stelle
- häufig intermittierend über beiden Temporalregionen
- plötzlicher Beginn und abruptes Ende
- z. B. bei zerebralen Durchblutungsstörungen, Tumoren

1.6.5 Breach rhythm

- Residualsbefund nach einem Knochen- oder Duradefekt
- Aktivität typischerweise aus überlagerten, hochgespannten Beta-Wellen mit zusätzlichen und/oder Alpha-/Delta-Wellen
- die Lokalisation ist abhängig von der Lage des Defektes

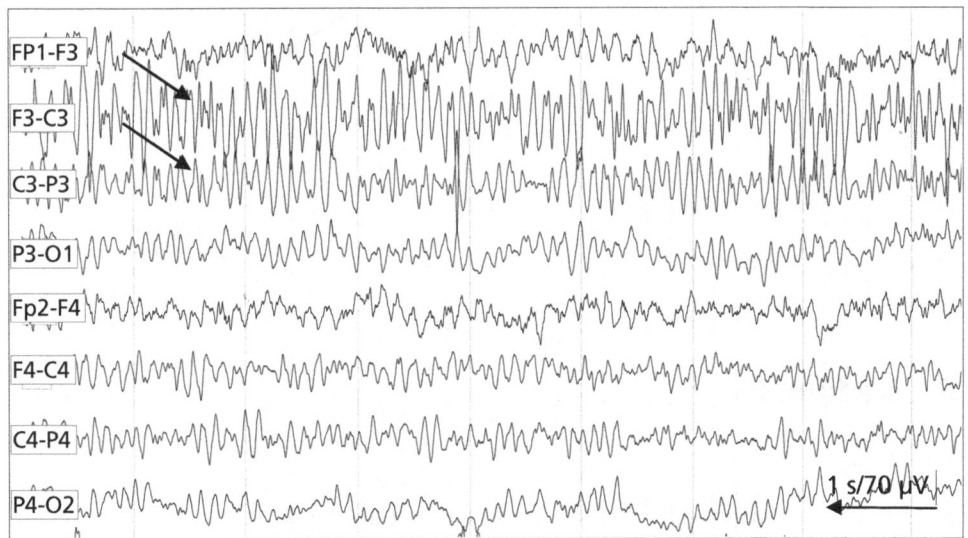

Abb. 41: Breach rhythm

1.7 Die Schlafstadien nach Rechtschaffen und Kales

Die Übergänge zwischen den einzelnen Schlafstadien sind fließend.

1.7.1 Stadium Wach

Wachzustand

- Alpha-Wellen mit niedrigen Amplituden
- langsame horizontale Augenbewegungen
- Beta-Aktivität

1.7.2 Stadium I

Einschlaf- und Leichtschlafstadium

- Zerfall und manchmal Anteriorisierung der okzipitalen Alpha-Aktivität
- niedrige Amplituden im Theta- bis Delta-Wellenbereich
- Auftreten hypnagoger Theta-Wellen (6–7 Hz, frontal betont als Ausdruck der Ermüdung)
- Auftreten von Vertexwellen (▶ Kap. 1.3.5)

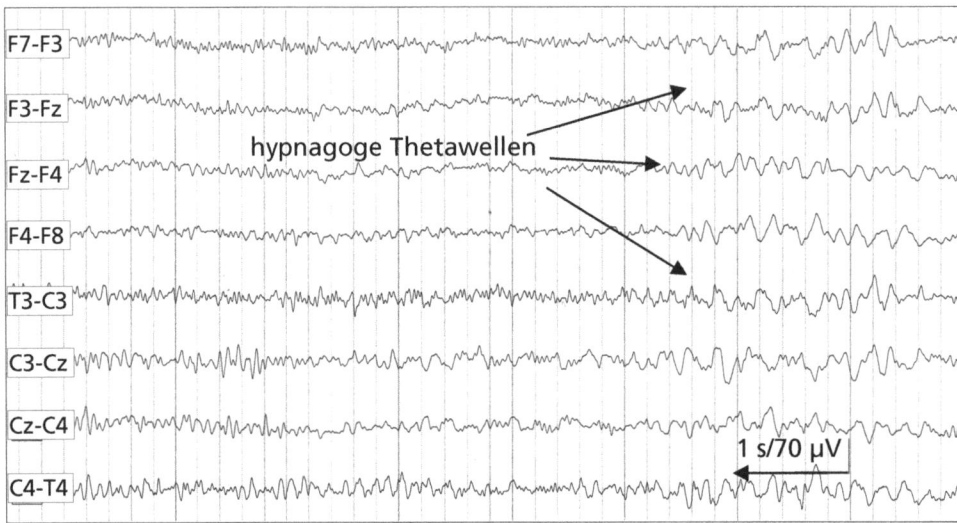

Abb. 42: Stadium I

1.7.3 Stadium II

Leichter Schlaf

- Auftreten von Schlafspindeln und K-Komplexen (▶ Kap. 1.3.5)
- geringfügig auch Delta-Wellen (ca. 20 %)

1.7.4 Stadium III

Mittlerer Schlaf

- Delta-Wellen mit einer Amplitude über 75 µV
- Delta-Wellen machen 20–50 % der Epoche aus (▶ Kap. 1.3.5)
- Schlafspindel- und K-Komplexe sind möglich (▶ Kap. 1.3.5)

1.7.5 Stadium IV

Tiefer Schlaf

- Mehr als 50 % Delta-Wellen in der Epoche (▶ Kap. 1.3.5)
- Schlafspindeln können noch auftreten

1.7.6 Stadium REM

- EEG-Aktivität ähnlich wie beim Stadium I
- abruptes Auftreten schneller Augenbewegungen (Rapid Eye Movement)
- stark verminderter Muskeltonus
- Patient schwer erweckbar
- ohne Vertexwellen, Schlafspindeln und K-Komplexe

1.8 Aktivierungsmethode

Aktivierungsmethoden verstärken die normale, pathologische, aber auch paroxysmale EEG-Aktivität oder rufen diese hervor.

Anwendung finden in der Routine vor allem die Hyperventilation und die Fotostimulation. Das Berger-Manöver ist nur im erweiterten Sinne eine Aktivierungsmethode.

1.8.1 Berger-Manöver

Der Patient wird aufgefordert, die Augen während der Untersuchung für ca. 3–5 s zu öffnen und wieder zu schließen. Durch den visuellen Reiz kommt es zu einer deutlich erkennbaren und zeitlich begrenzten Unterbrechung der zuvor vorhandenen Alpha-Grundtätigkeit. Der Berger-Effekt ist auch bei geschlossenen Augen durch eine »bildliche Vorstellung« auslösbar. Die Alpha-Blockierung kann vollständig, unvollständig, nicht vorhanden oder paradox ausgeprägt sein.
Das Berger-Manöver sollte in jeder Ableitung mindestens einmal durchgeführt werden.

Positiver Berger-Effekt

- Blockierung der Alpha-Wellen nach visuellem Reiz
- direkt nach Augenschluss zeigt der Alpha-Rhythmus häufig eine verminderte Amplitude und eine höhere Frequenz (Squeak-Effekt)

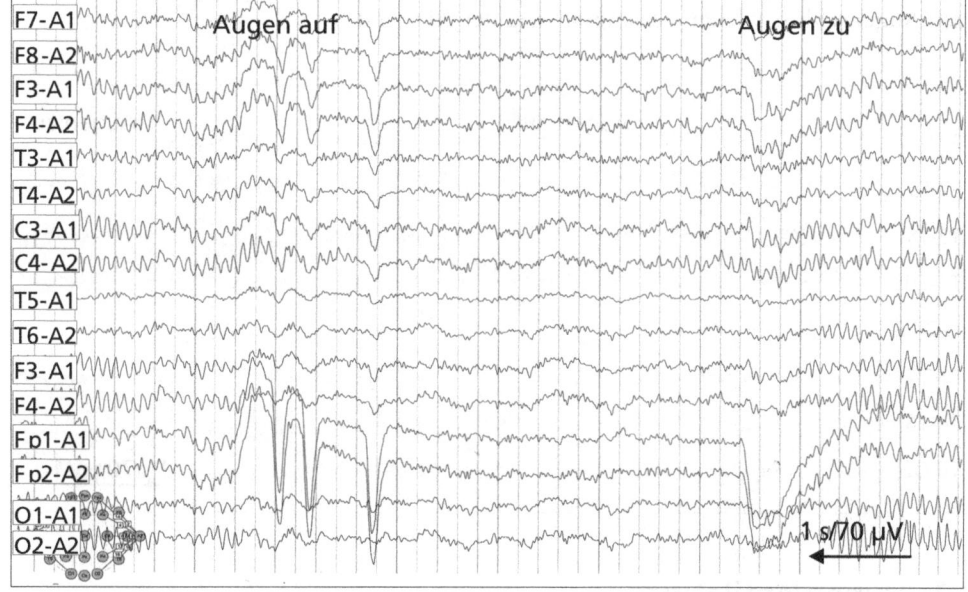

Abb. 43: Positiver Berger-Effekt

Notizen:

Berger-Versuch ohne Effekt

- fehlende Alpha-Blockierung als erstes Zeichen der Vigilanzminderung
- Patient verbleibt in einem dösigen Zustand beim Augenöffnen (Absinken des Vigilanzspiegels)

Abb. 44: Berger-Versuch ohne Effekt

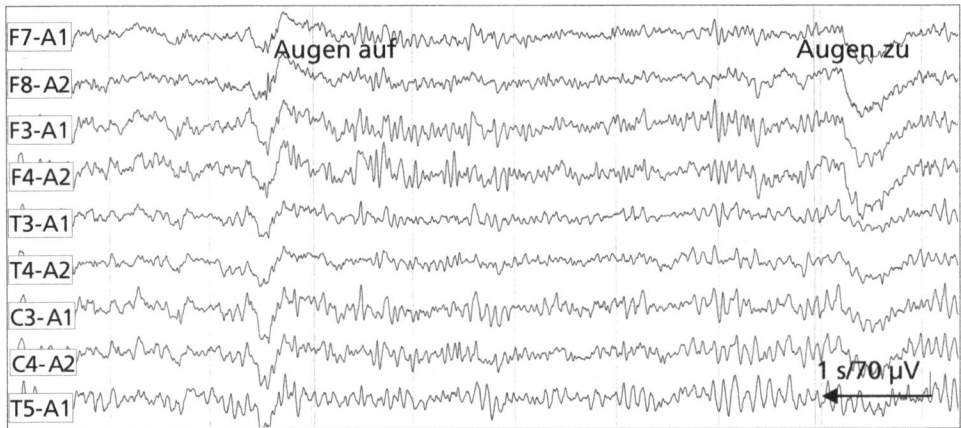

Paradoxer Berger-Effekt

- Verlangsamung der Aktivität durch Müdigkeit (Zerfall von Alpha-Wellen und Auftreten von Theta-Wellen)
- Aktivierung der Alpha-Aktivität beim Augenöffnen
- nach Augenschluss wieder Verlangsamung der Aktivität

Abb. 45: Paradoxer Berger-Effekt

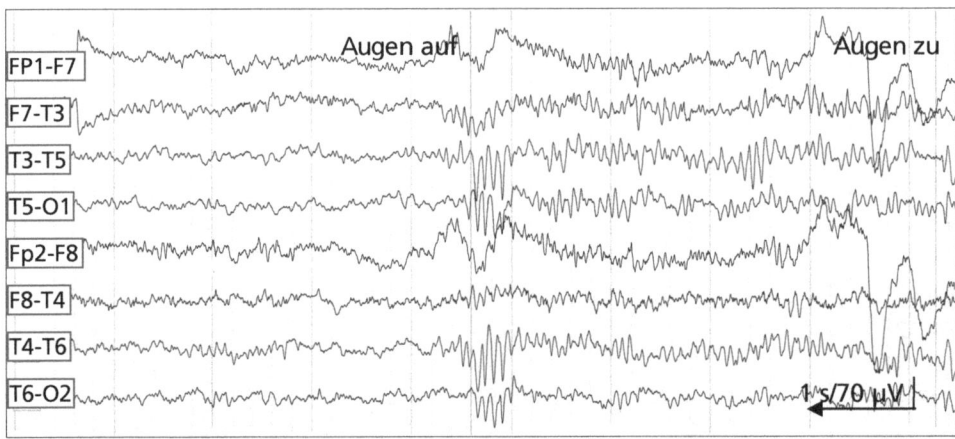

1.8.2 Hyperventilation

Am gebräuchlichsten ist der Hyperventilationsversuch. Während der Hyperventilation ändert sich der Blut-pH-Wert, die zerebrale Durchblutungsgröße. Dabei kann sich die Hintergrundaktivität ändern, pathologische Phänomene (wie z. B. Spikes oder Herdbefunde) können aktiviert werden.

- Durchführung meist am Ende der Untersuchung (bei schlecht entspannten Patienten auch am Beginn der Ableitung)
- für 3 Minuten (oder auch 5 Minuten) langsames tiefes Ein- und Ausatmen, danach für 2 Minuten Ruheableitung

Kontraindikation: u. a. Bluthochdruck, schwere Störungen der Atmung, Hirndruck

1.8.3 Schlafentzug

Durch den Schlafentzug können verdeckte Herde aktiviert werden, aber auch Spitzenpotentiale provoziert werden. Besondere Bedeutung hat der Schlafentzug bei der Frage von unklaren Anfällen, wenn bei der Durchführung anderer Provokationsmethoden keine epilepsietypischen Potentiale ausgelöst werden konnten.

- Reduktion der Schlafdauer vor der Untersuchung um 30–100 % (nicht mit Kaffee oder schwarzem Tee wach halten)
- Ableitungsdauer 30–60 Minuten inklusive einer Hyperventilation und einer Fotostimulation
- Einschlaf- und Leichtschlafstadien sind am aussagekräftigsten
- nach der Untersuchung nicht ohne Begleitung die Klinik oder Praxis verlassen (kein Auto fahren!)

1.8.4 Fotostimulation

Die Fotostimulation hat Bedeutung bei der Beurteilung der Fotosensibilität, bei z. B. bestimmten Anfallsformen.
Ablauf:

- Durchführung am Ende der Untersuchung (nicht zwingend)
- abgedunkelter Raum, geschlossene Augen, Blitzlampenabstand ca. 30 cm
- Lichtblitze verschiedener Frequenzen für 10 s im Wechsel mit 10 s Pause
- Vorsicht bei Auftreten von Spitzenpotentialen, Anfall kann ausgelöst werden

Beobachten kann man bei der Fotostimulation:

- die Unterdrückung der Grundaktivität
- photic driving (Rhythmisierung des Grundrhythmus nach der Reizfrequenz, ohne Krankheitswert)
- fotomyogene Reaktion (Muskelpotentiale frontal, aber auch generalisiert, ohne Krankheitswert)
- fotokonvulsive Reaktion (Spitzenpotentiale als Ausdruck einer gesteigerten fotosensiblen Anfallsbereitschaft mit potenziellem Krankheitswert)

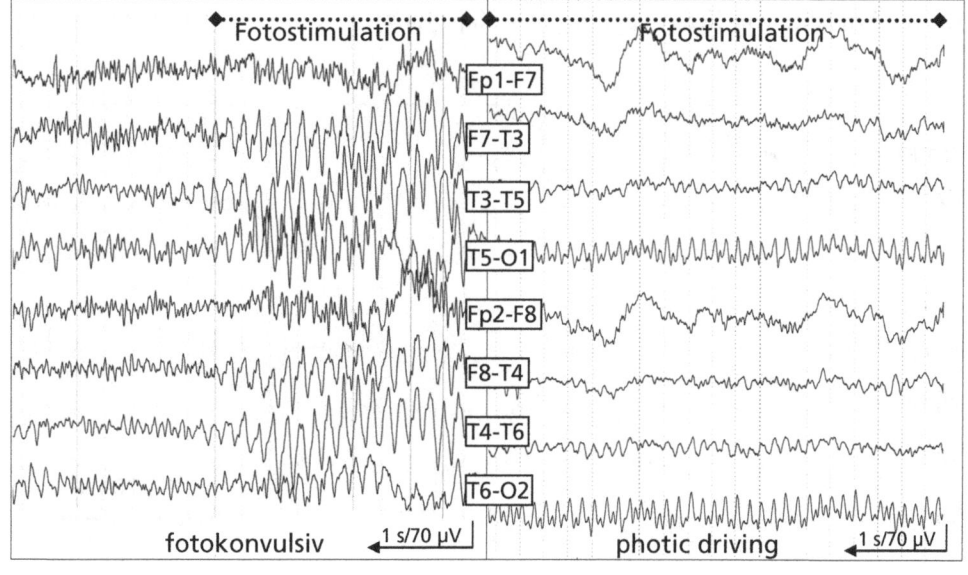

Abb. 46: Fotostimulation

1.9 Biologische und technische Artefakte

1.9.1 Schwitzartfakte

Ursache:
Durch eine Feuchtigkeitsbrücke zwischen den Elektroden zeigen sich langsame Grundlinienschwankungen im EEG (Shunt-Effekt).

Korrektur:
Stirn und Nacken des Patienten kühlen, Ventilator.

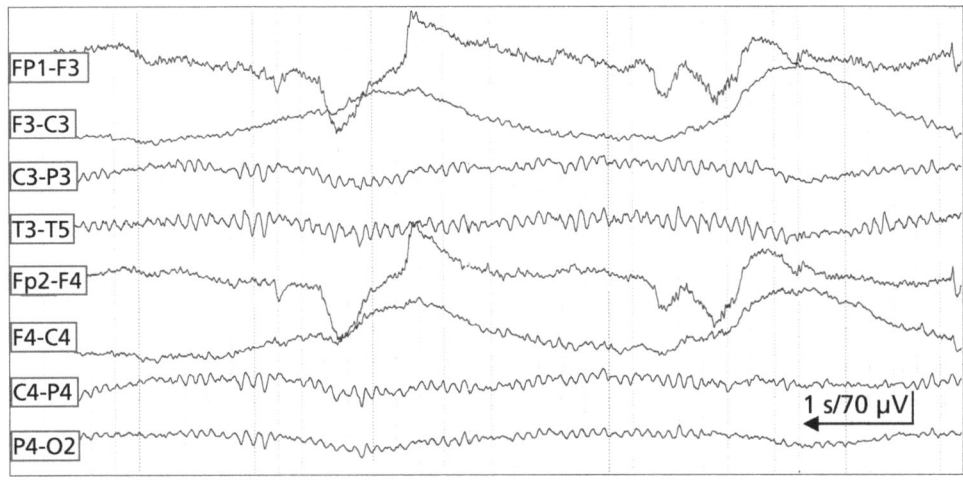

Abb. 47: Schwitzartefakte

1.9.2 Lid- und Bulbusartefakte

Ursache:
Durch langsame Augen- oder Lidbewegungen Aufzeichnung langsamer Wellen unter den frontalen Elektroden.

Korrektur:
Leichtes Festhalten der Lider (durch Patienten oder Untersucher) und Dokumentation auf der Kurve (Artefakte von IRDA abgrenzen! ▶ Kap. 1.4.4).

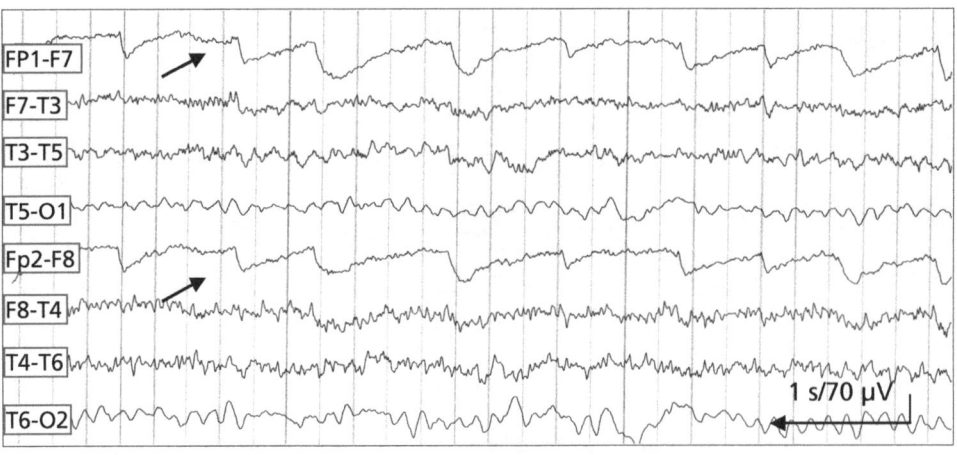

Abb. 48: Lid- und Bulbusartefakte

1.9.3 EKG-Artefakte

Ursache:
Treten bei Patienten mit einer querliegenden Herzachse auf (z. B. bei Adipositas). In dieser Abbildung unten zusätzlich Artefakte durch einen Herzschrittmacher.

Korrektur:
Nicht möglich.

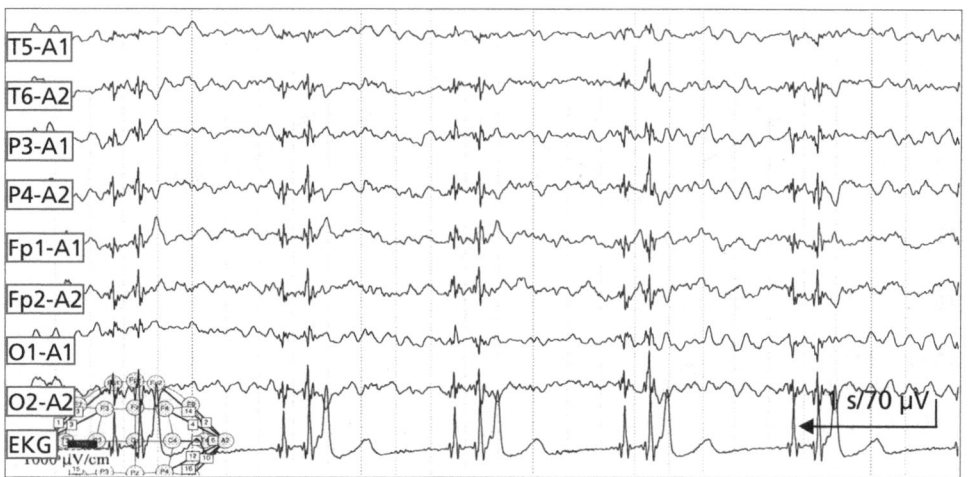

Abb. 49:
EKG-Artefakte

1.9.4 Muskelartefakte

Ursache:
Typischerweise bei Anspannung der Kau- oder Stirnmuskulatur. Die Muskelartefakte können generalisiert, aber auch nur unter einer oder einigen Elektroden auftreten.

Korrektur:
Mund leicht offen lassen, Hyperventilation vorziehen, eventuell Elektrode versetzten und in der Kurve dokumentieren.

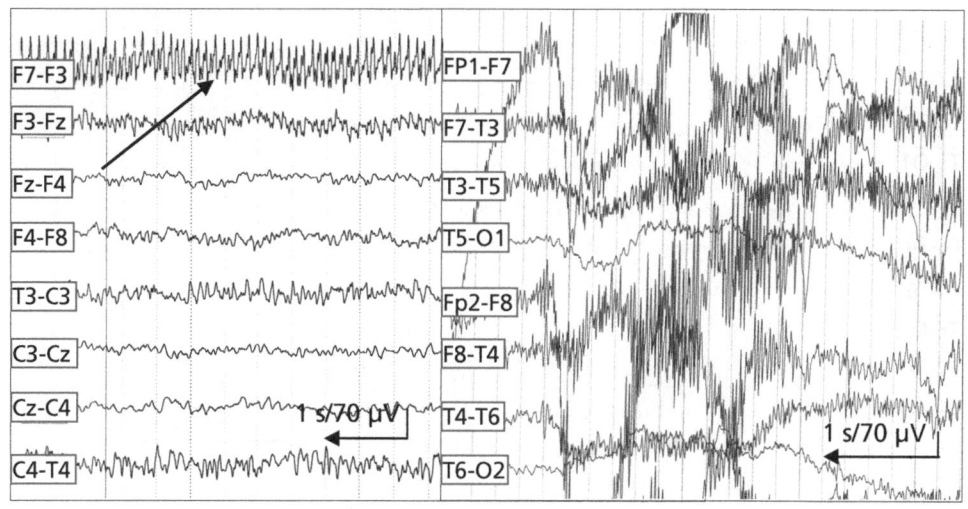

Abb. 50:
Muskelartefakte

1.9.5 Pulsartefakte

Ursache:
Die EEG-Elektrode liegt über einem pulsierenden Gefäß, es zeigen sich EKG-synchrone langsame Wellen im EEG (typischerweise die Art. temporalis).

Korrektur:
Elektrode um wenige Millimeter verschieben und im EEG vermerken.

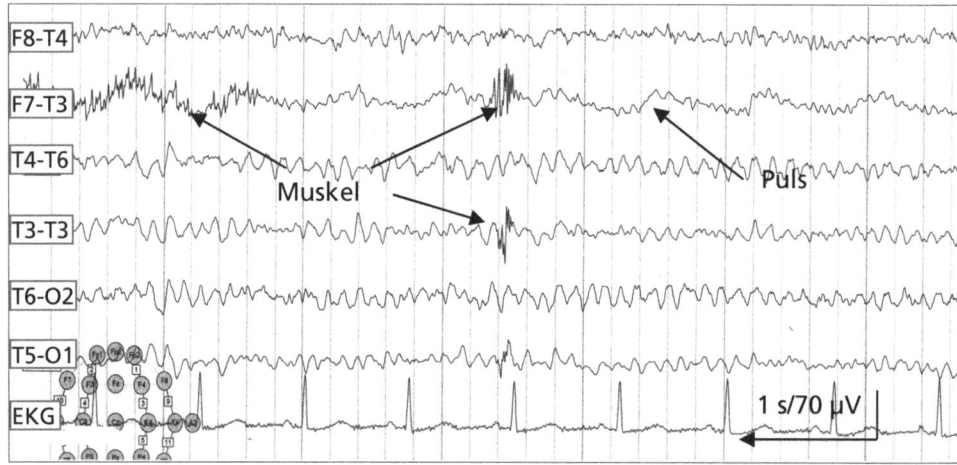

Abb. 51: Pulsartefakte

1.9.6 Artefakte durch einen Vagusstimulator

Ursache:
Die Vagusstimulation kann als zusätzliche Behandlungsmethode bei therapieresistenter fokaler Epilepsie eingesetzt werden. Im Regelfall wird alle fünf Minuten für dreißig Sekunden stimuliert. Durch Einsetzten des Stimulus entstehen diese Artefakte.

Korrektur:
Nicht möglich.

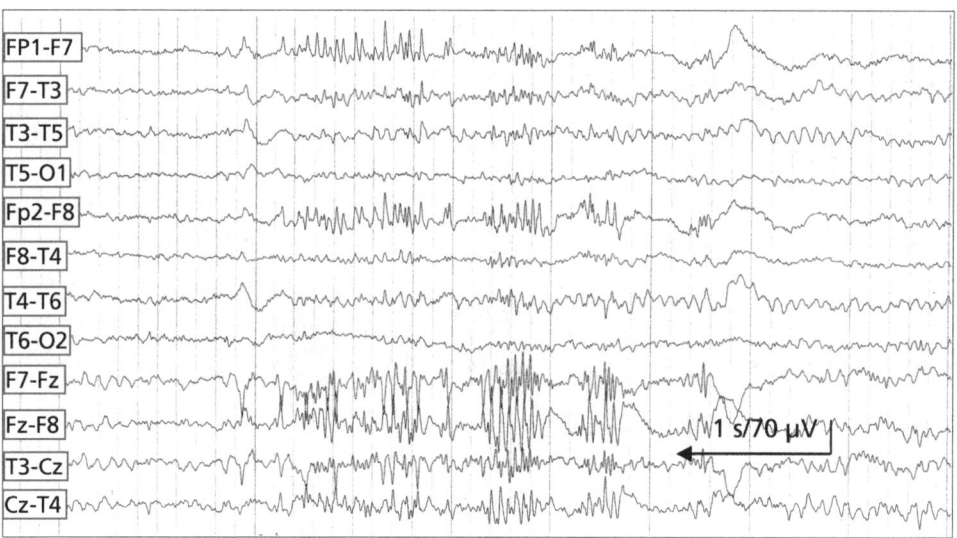

Abb. 52: Artefakte durch einen Vagusstimulator

1.9.7 Wechselstromartefakte

Ursache:
Durch defekte Kabel oder Elektroden, Einstreuungen durch benachbarte Diagnosegeräte, schlechte Übergangswiderstände oder zu trockene Elektroden.

Korrektur:
Austausch der Kabel und Elektroden (zum Test auch nur einmal die Kabel oder Elektroden untereinander tauschen und sehen, ob das Artefakt »mit geht«), Übergangswiderstände messen und ggf. korrigieren.

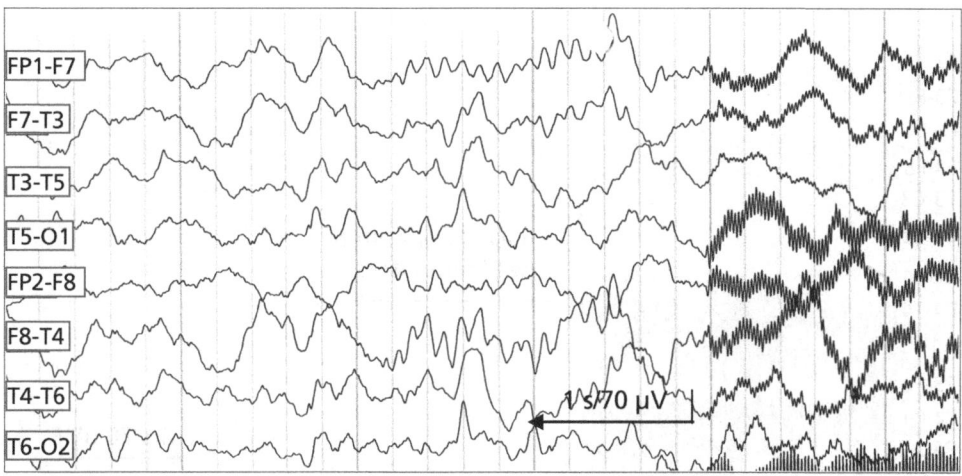

Abb. 53: Wechselstromartefakte

1.9.8 Artefakt durch elektrostatische Entladung

Ursache:
Treten z. B. durch elektrostatisch aufgeladene Kleidung oder nicht abgeschirmte benachbarte Diagnosegeräte auf.

Korrektur:
Eine Korrektur ist schwierig, eventuell zusätzliche Erdung des Patienten.

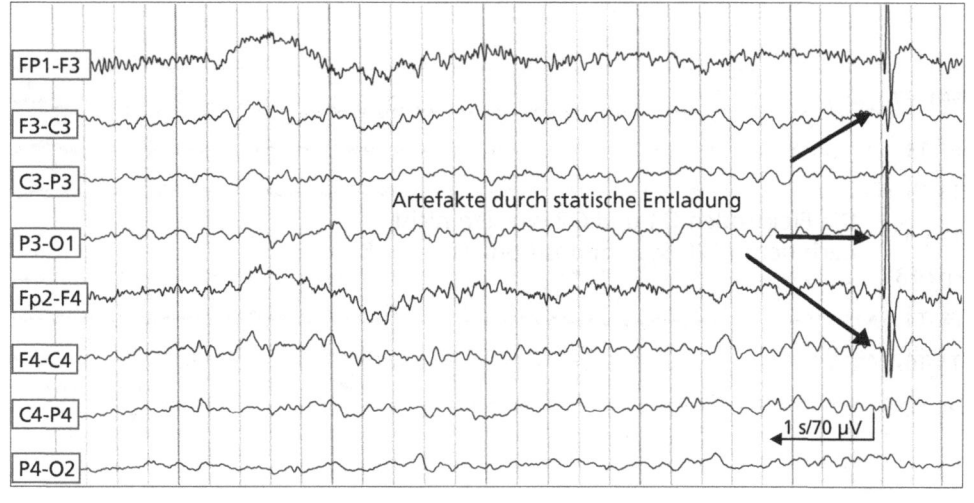

Abb. 54: Artefakte durch elektrostatische Entladung

1.9.9 Artefakte durch einen »Hirnschrittmacher«

Ursache:
Für die chronische Hirnstimulation (z. B. bei M. Parkinson oder Epilepsie) werden dem Patienten pro Gehirnhälfte eine oder zwei dünne Elektroden implantiert, die über subkutan verlegte Kabel mit einem Impulsgeber verbunden sind. Dieser Impulsgeber gibt dauerhaft elektrische Impulse an die Zielregion im Gehirn ab und verursacht im EEG diese Artefakte. Nach Abschalten des Impulsgebers (in diesem Fall) massive Bewegungsartefakte.

Korrektur:
Nicht möglich, EEG (in diesem Fall) nicht auswertbar.

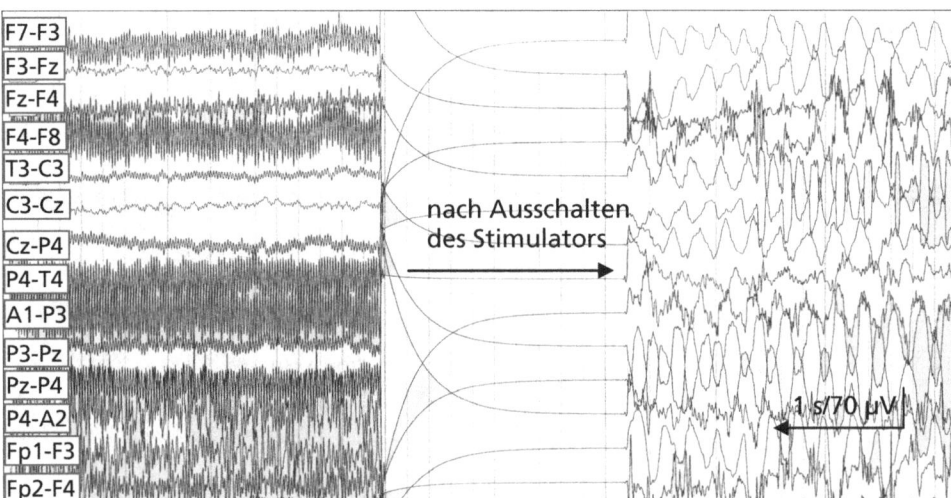

Abb. 55: Artefakte durch einen Hirnschrittmacher

1.9.10 Seitendifferenzen der Amplituden durch unkorrekte Elektrodenpositionierung

Ursache:
Seitenasymmetrie bei falscher Elektrodenpositionierung (hier O1 und O2).

Korrektur:
Auf die Einhaltung des 10–20-Systems achten ggf. korrigieren.

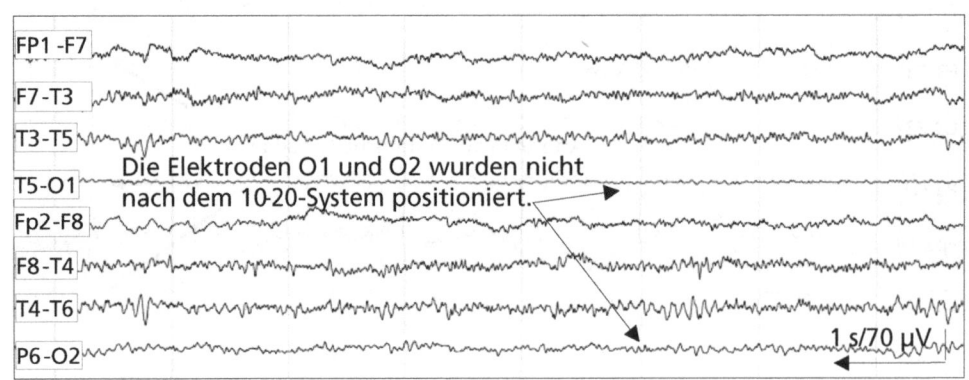

Abb. 56: Seitendifferenzen der Amplituden durch unkorrekte Elektrodenpositionierung

1.9.11 Artefakt durch Kontaktfehler der Elektrode

Ursache:
Wackelkontakt zwischen Elektrode und Elektrodenkabelstecker. Hier Störung für die Elektrode T3.

Korrektur:
Bei wiederholtem Auftreten des Artefaktes, Austausch von Elektrode bzw. des Elektrodenkabels.

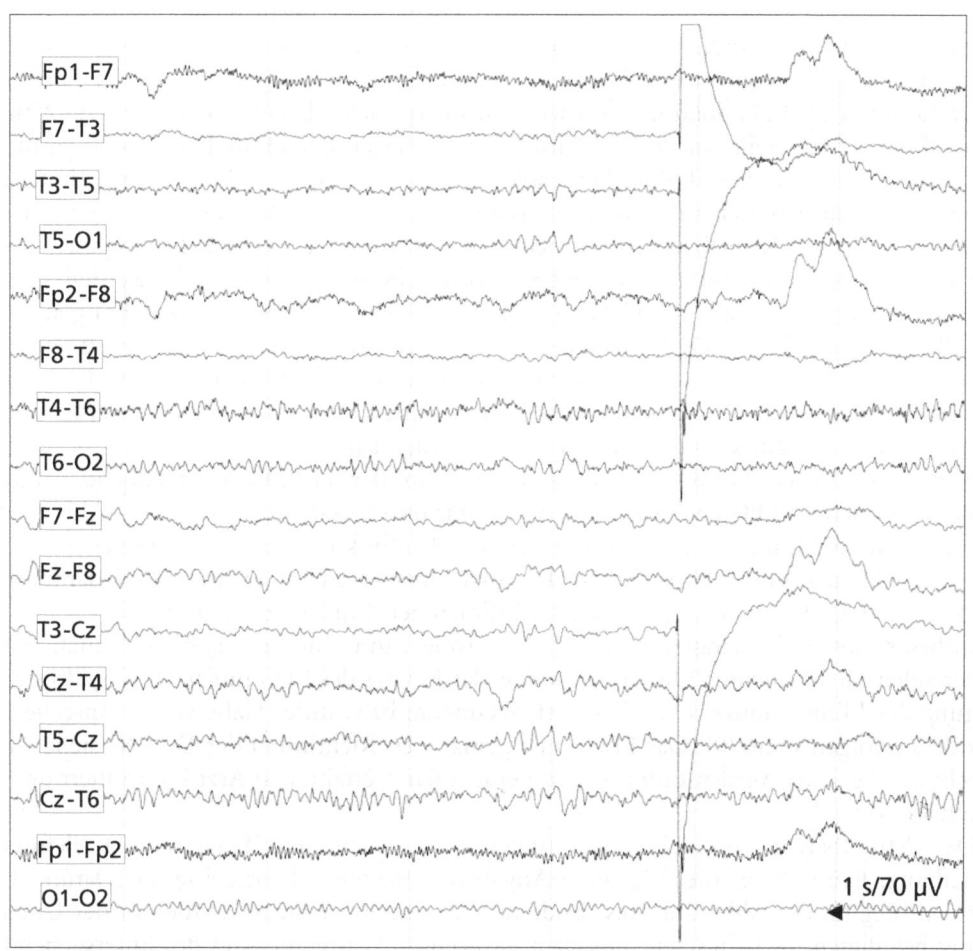

Abb. 57:
Artefakt durch Kontaktfehler der Elektrode

Notizen:

1.10 EEG zur Diagnostik des irreversiblen Hirnfunktionsausfalls

Wichtig

> Empfehlungen der Deutsche Gesellschaft für klinische Neurophysiologie und funktionelle Bildgebung zur Diagnostik des irreversiblen Hirnfunktionsausfalls[1]

Die EEG-Registrierung ist eine besonders geeignete elektrophysiologische Methode zum Irreversibilitätsnachweis des Hirnfunktionsausfalls, da sie bei primären infratentoriellen, primären supratentoriellen und auch sekundären Hirnschädigungen eingesetzt werden kann und bei technisch einwandfreier Ableitung immer ein verwertbares Ergebnis liefert (4, 5).

Bei primären infratentoriellen Hirnschädigungen muss das Erloschensein der kortikalen Aktivität durch das EEG dokumentiert werden, sofern nicht alternativ der zerebrale Zirkulationsstillstand festgestellt wurde (1). Wird – bei Vorliegen der klinischen Ausfallsymptome der Hirnfunktion – während einer kontinuierlichen Ableitung des EEG über mindestens 30 Minuten eine elektrozerebrale Inaktivität (isoelektrisches EEG, Null-Linien-EEG) registriert, so kann – außer bei Neugeborenen und Kindern bis zum vollendeten 2. Lebensjahr – der irreversible Hirnfunktionsausfall ohne weitere Beobachtungszeit festgestellt werden. Wegen der physiologischen Unreife des Gehirns muss neben der klinischen Untersuchung auch die EEG-Registrierung bei reifen Neugeborenen (≥37 Schwangerschaftswochen postmenstruell und im Lebensalter von 0–28 Tagen) nach 72 Stunden bzw. bei Kindern ab dem Lebensalter von 29 Tagen bis zum vollendeten 2. Lebensjahr nach 24 Stunden wiederholt werden, bevor der irreversible Hirnfunktionsausfall festgestellt werden kann.

Nach hypoxischen Hirnschädigungen können in der Frühphase erhebliche Amplitudendepressionen im EEG nachweisbar sein, die nur durch exakte Beachtung der Ableitbedingungen vom Null-Linien-EEG beim irreversiblen Hirnfunktionsausfall abzugrenzen sind (6–8) (siehe Ableitetechnik). Hinsichtlich des Ausschlusses von Intoxikation und dämpfender Wirkung von Medikamenten gelten die Richtlinien der Bundesärztekammer (1).

Insbesondere nach therapeutischer Hypothermie kann eine verzögerte Elimination von sedierenden Medikamenten vorliegen, so dass der Einsatz des EEG nur nach sorgfältiger Abwägung der Eliminationskinetik dieser Medikamente bzw. unter Gabe von entsprechenden Antidota erfolgen sollte (9). Das EEG muss gemäß den Richtlinien der DGKN (siehe Ableitetechnik) abgeleitet werden und muss von einem darin erfahrenen Arzt kontrolliert und beurteilt werden (1).

Der Befundbericht soll neben den üblichen Informationen (Fragestellung, Befundbeschreibung, Beurteilung) die folgenden Angaben enthalten: Ableitezeitraum (Datum, Uhrzeit von [Beginn der Ableitung] bis [Ende der Ableitung]), Namen der/des an der Untersuchung beteiligten medizinisch-technischen Assistentin/Assistenten und des untersuchenden/befundenden Arztes, Ableitung gemäß DGKN-Empfehlungen erfolgt (ja/nein, ggf. Erläuterung), Art der festgestellten Artefakte bei den beiden gewählten Verstärkereinstellungen, Form der Archivierung des abgeleiteten EEG (Papierausdruck oder digital).

Ableitetechnik

1. Die Beurteilung muss sich auf eine mindestens 30 Minuten einwandfrei auswertbare, artefaktarme EEG-Registrierung stützen.
2. Den jeweiligen Umständen entsprechend kann mit gesinterten Ag/AgCl-Elektroden oder mit Platin- bzw. Stahlnadelelektroden abgeleitet werden. Stahlnadelelektroden zeigen bei ungünstigen Verstärkereigenschaften Polarisationseffekte. Daher muss für die gewählte

---

[1] Walter, U., Brandt, S., Förderreuther, S., Hansen, H.-C., Hinrichs, H., Kaps, M., Müllgers, W., Weise, D. (Berlin, März 2018) Empfehlungen der Deutschen Gesellschaft für Klinische Neurophysiologie und funktionelle Bildgebung zur Diagnostik des irreversiblen Hirnfunktionsausfalls. https://dgkn.de/images/richtlinien/RL33_Hirntod_Diagnostikempfehlung_Hirnfunktionsausfall.pdf, **Zugriff am 30.3. 2022.** Abdruck mit freundlicher Genehmigung der DGKN

Kombination aus Verstärker und Elektrode vorher sichergestellt sein, dass eine technisch stabile EEG-Ableitung über entsprechend lange Zeiten gewährleistet ist.

3. Die Elektroden sind nach dem 10-20-System zu setzen, wobei pro Seite mindestens eine frontale (vorzugsweise Fp1 und Fp2, alternativ F3 bzw. F4 oder F7 bzw. F8), eine temporale (vorzugsweise T3 und T4, alternativ T5 bzw. T6), eine zentrale bzw. parietale (vorzugsweise C3 und C4, alternativ P3 bzw. P4) und die okzipitale (O1 und O2, bei Kopfverletzung alternativ benachbarte Lokalisation) Elektrode zu setzen und abzuleiten sind (10). Die Ableitprogramme sollen auch Abgriffe mit doppelten Elektrodenabständen beinhalten, z. B. Fp1-C3, F3-P3 usw. Als Beispiel kann folgendes Acht-Kanal-Ableiteschema verwendet werden: Fp2-C4, C4-O2, Fp1-C3, C3-O1, Fp2-T4, T4-O2, Fp1-T3, T3-O1.

Bei der heutigen digitalen EEG-Technik sind für die Auswertung Montagen zu verwenden, die obige Empfehlungen berücksichtigen. Der Bildschirm muss mindestens acht Kanäle darstellen. Die Darstellung der Kanäle ist bei digitalen Geräten variabel, sollte aber alle die o. a. mindestens zu setzenden acht Elektroden anzeigen.

4. Die Elektrodenübergangswiderstände sollen zwischen 1 und 10 Kiloohm liegen und untereinander möglichst gleich niedrig sein. Widerstände unter 1 Kiloohm können durch Flüssigkeits- oder Elektroden-Gel-Brücken verursacht werden. Die Messungen der Übergangswiderstände sollen die Erdungselektrode(n) sowie bei referentieller Registrierung die Referenzelektrode(n) miteinschließen. Die Werte der Widerstände müssen zu Beginn und am Ende der Aufzeichnung dokumentiert werden.

5. Die Registrierung und Auswertung soll mit Standard-Filtereinstellungen erfolgen: Zeitkonstante 0,3 s (d. h. untere Grenzfrequenz 0,53 Hz; obere Grenzfrequenz 70 Hz). Zur Erfassung auch sehr langsamer Frequenzen ist das EEG über mindestens zehn Minuten einwandfrei auswertbar und artefaktarm mit einer Zeitkonstante von 1 s oder länger (untere Grenzfrequenz 0,16 Hz oder darunter) zu registrieren bzw. darzustellen.

6. Die Registrierung soll mit Standard-Verstärkereinstellungen begonnen werden (5 bzw. 7 µV/mm). Die der Beurteilung zugrundeliegenden EEG-Abschnitte (= 30 min) müssen mit höherer Verstärkung, teilweise mit einer Empfindlichkeit von wenigstens 2 µV/mm aufgezeichnet werden. Bei der digitalen EEG-Technik muss die Aufzeichnung in der Weise erfolgen, dass eine Auswertung mit einer Auflösung von 2 µV/mm möglich ist (11). Die Kalibrierung soll mit einem Signal erfolgen, dessen Höhe der Amplitude des zu erwartenden Signals entspricht, z. B. 20 µV bei einer Empfindlichkeit von 2 µV/mm. Kalibriersignale (»Eichsignale«) müssen am Beginn, bei jeder Änderung und am Ende der Registrierung aufgezeichnet werden. Steht kein entsprechend kleines Kalibriersignal zur Verfügung, muss das Kalibriersignal mit der Standardeinstellung aufgezeichnet und jede Verstärkeränderung dokumentiert werden.

7. Der Rauschpegel des EEG-Gerätes sollte beachtet werden. Er muss so gering sein, dass eine sichere Abgrenzung von EEG-Potentialen um 2 µV möglich ist. Das Geräterauschen sowie auch externe Einstreuungen können überprüft werden, indem man die beiden Elektroden eines dargestellten Kanals mit einer Brücke verbindet und sie überdies gegen den Masse- und bei referentieller Messung zusätzlich gegen den Referenzeingang kurzschließt.

8. Die Anzahl der EEG-Kanäle darf acht nicht unterschreiten. Unverzichtbar zur Erkennung von nicht zu beseitigenden Artefakten ist die kontinuierliche Mitregistrierung des EKGs. Andere Artefakte müssen sicher identifiziert und vom EEG abgegrenzt werden. Zur Differenzierung rascher ß-Aktivität von EMG-Aktivität können kurz wirkende Muskelrelaxanzien gegeben werden; dies darf jedoch nur nach der Feststellung der klinischen Kriterien zur Feststellung des irreversiblen Hirnfunktionsausfalls erfolgen.

9. Zu Beginn der Ableitung soll die Funktionstüchtigkeit der einzelnen Verstärker durch willentlich ausgelöste Artefakte überprüft werden, z. B. durch Berühren der Elektroden.

10. Während der EEG-Registrierung müssen mehrfach Schmerzreize im Gesicht gesetzt werden.

Abb. 58: Beispiel einer Montage der Elektroden für die Diagnostik des EEGs zur Bestimmung des irreversiblen Hirnfunktionsausfalls

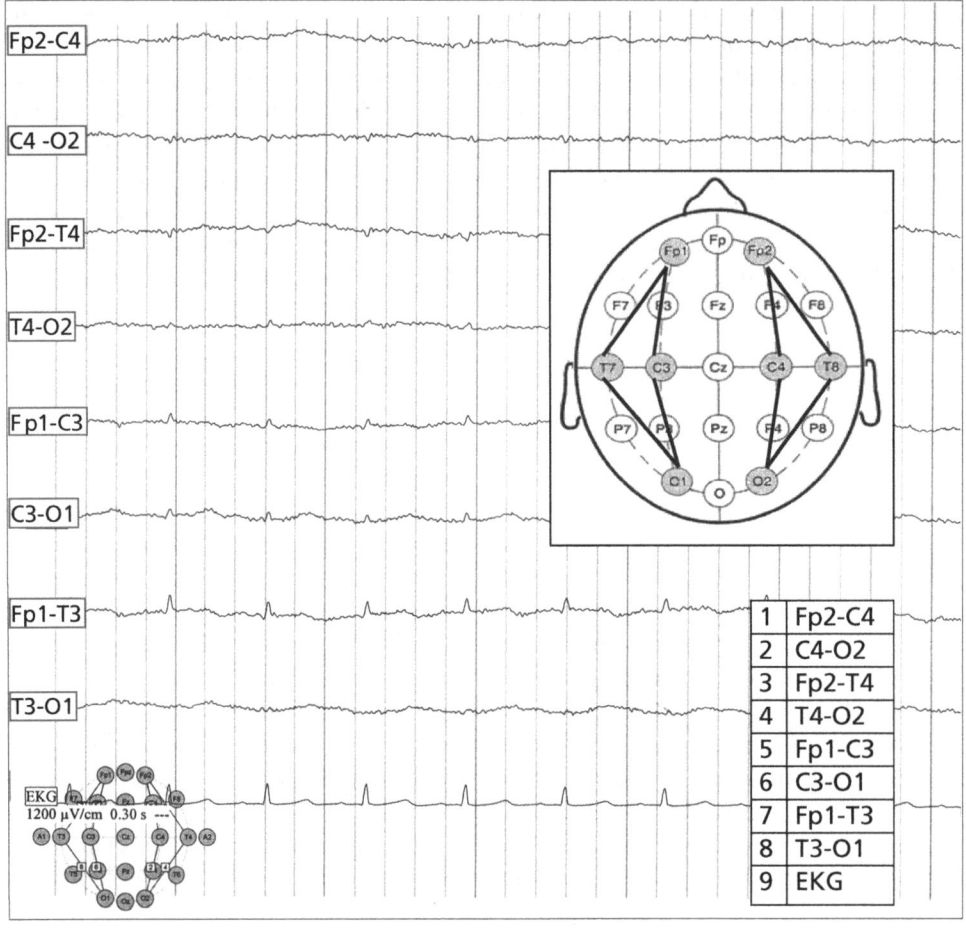

Geräteeinstellung:

- untere Grenzfrequenz (Zeitkonstante): 0,16 Hz (1/s)
- obere Grenzfrequenz: 70 µV
- Empfindlichkeit: 2 µV/mm

Ablauf:

- Nadel- oder Oberflächenelektroden, Übergangswiderstand: 1–10 kOhm
- Registrierung soll mit Standard-Verstärkereinstellungen begonnen werden (5 bzw. 7 µV/mm, Zeitkonstante 0,53 Hz (3/s), obere Grenzfrequenz 70 µV
- Ableitzeit: 30 Minuten, mindestens 8-Kanal-Ableitung
- Eichsignale und Elektrodenübergangswiderstände zu Beginn und zum Ende der Aufzeichnung dokumentieren
- Funktionstüchtigkeit der einzelnen Verstärker testen
- Mitregistrierung der EKG-Ableitung
- Schmerzreize im Gesicht setzen
- Uhrzeit und Datum kontrollieren
- Name des Arztes und der MTAF notieren

Notizen:

2 Evozierte Potentiale

Evozierte Potentiale sind extrazellulär abgeleitete, elektrische Potentiale, die nach elektrischer Reizung erregbaren Gewebes auftreten.

2.1 AEP – akustisch evozierte Potentiale

Technik:

Tab. 1: Technik AEP

Ableitparameter	Werte
Filter:	< 150 Hz bis > 3.000 Hz
Analysezeit:	10 ms
Reizfrequenz:	10–15 Hz (ungerade Zahl, z. B. 14,7 Hz)
Reizdauer:	0,1 ms
Stimulation:	Klicklaute, Druck- und/oder Sogreiz, oder alternierender Reiz
Averaging:	1.000–2.000 Durchgänge 2 x linkes Ohr (rechtes Ohr wird verrauscht) 2 x rechtes Ohr (linkes Ohr wird verrauscht)

Untersuchungsbedingungen:
Liegend oder entspannt sitzend mit geschlossenen Augen.

Elektrodenposition:
different: Mastoid
indifferent: Vertex (Cz)

Erdelektrode:
Handgelenk, auch Ohrläppchen ist möglich.

Elektrodenwiderstand:
Für alle Elektroden gleich niedrig zwischen 1 und 5 kOhm.
  Lautstärke:

- 60–70 dB über der individuellen Hörschwelle bis maximal 95 dB
- Gegenohr: Breitbandrauschen, 30–40 dB weniger als die Reizstärke der zu untersuchenden Seite

Die Reizintensität kann je nach Gerätehersteller unterschiedlich in dBHL (entspricht der überschwelligen Reizstärke) oder dBSPL (entspricht der absoluten Lautstärke) angegeben werden. Ab ca. 24 dBSPL-Lautstärke kann man einen Ton wahrnehmen = 0 dBHL.
Lautstärke angegeben in dBSPL: z. B. 94 dBSPL (minus 24 dB) entspricht einer Reizintensität von 70 dBHL.

2.1 AEP – akustisch evozierte Potentiale

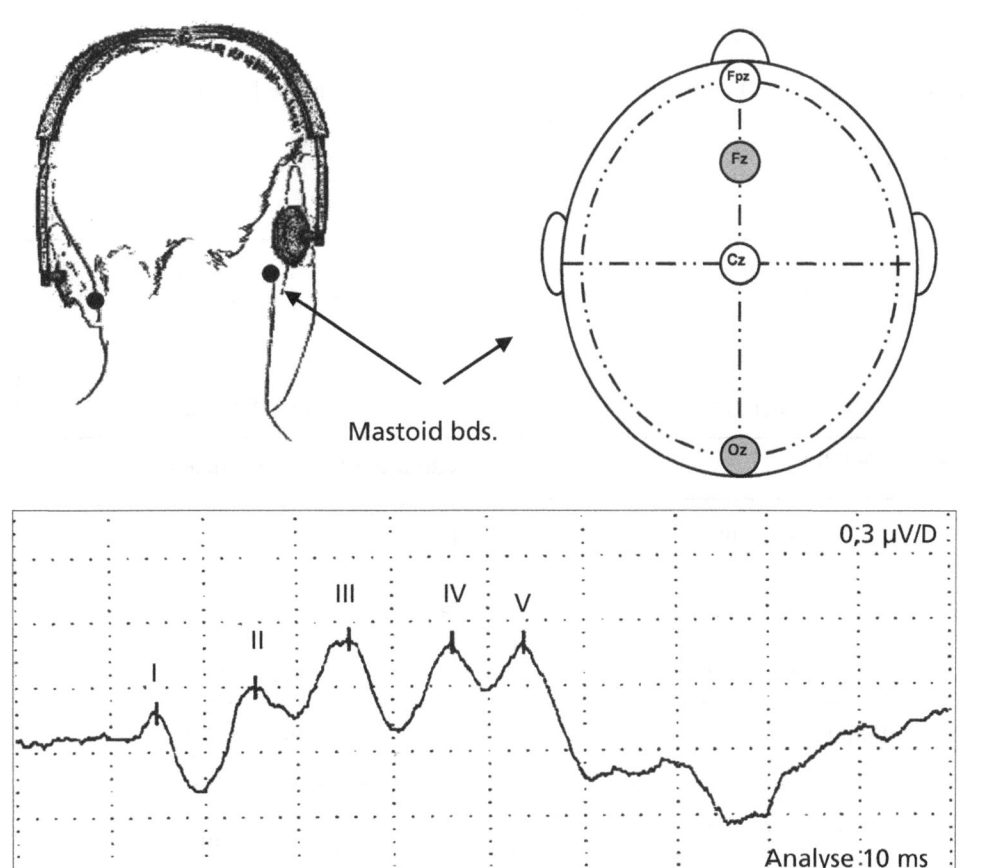

Abb. 59:
AEP

Mastoid bds.

	Latenzen (ms)					Intervalle (ms)		
Welle	I	II	III	IV	V	I–III	I–V	III–V
+/–	1,55	2,65	3,73	4,95	5,60	2,17	4,1	1,89
	0,18	0,32	0,32	0,32	0,4	0,3	0,4	0,38

Tab. 2:
Normwerte AEP

25 bis 30 Wellen entstehen nach akustischer Stimulation, die man je nach ihrer Latenz in frühe, mittlere oder späte Potentiale einteilt. Für die Diagnostik neurologischer Krankheitsbilder finden fast ausschließlich die Frühen Akustischen Potentiale, Welle I-V (FAEP), Verwendung.

Bei komatösen Patienten kann mit Nadelelektroden im Gehörgang ableitet werden, stimuliert wird mit 90 dB.

Achtung

Notizen:

2.1.1 Beurteilung der FAEP

Weder die Vigilanz des Patienten noch Pharmaka beeinflussen die Latenzen der FAEP.

Normvarianten

Abb. 60: Normvarianten der FAEP

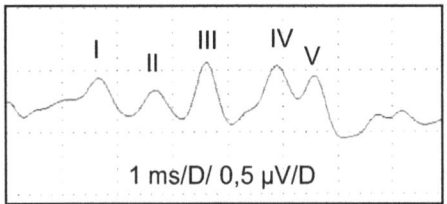
Normalbefund

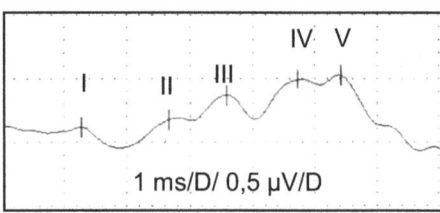
Variante mit IV/V-Komplex

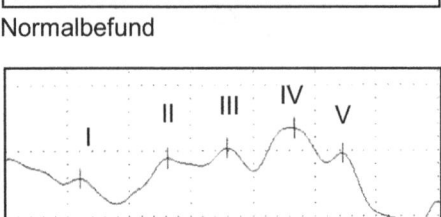
Variante mit kleiner Welle V

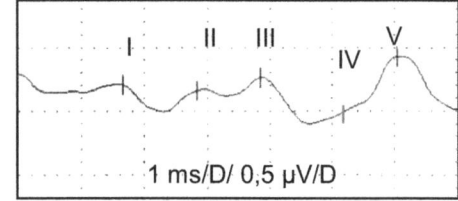
Variante mit kleiner Welle IV

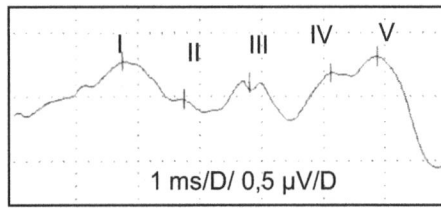
Variante mit gedoppelter Welle III

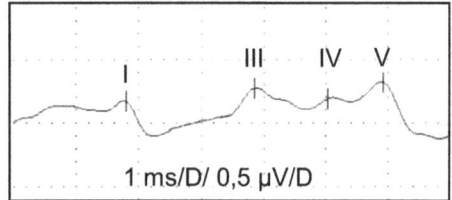
Variante mit ausgefallener Welle II

Notizen:

2.1 AEP – akustisch evozierte Potentiale

Pathologische FAEP
Als pathologisch gelten:

- Seitendifferenzen der Latenzen ab 0,5 ms
- Seitendifferenzen der Latenzintervalle (Interpeaklatenzen) ab 0,4 ms
- Amplitudendifferenzen ab 50 %
- Amplitudenquotient (Ableitung über Mastoid) V/I >1
- Ausfall von Welle V (infauste Prognose)

Die Interpeaklatenzen haben bei der Bewertung der FAEP eine größere Bedeutung als die individuellen Latenzen der Wellen I bis V.

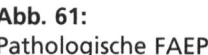

Abb. 61:
Pathologische FAEP

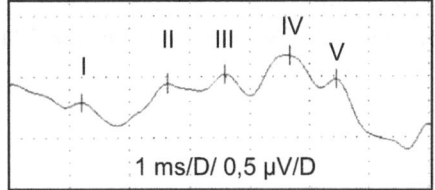

Normalbefund:
Wellen I-V

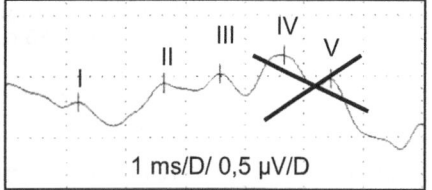

Wellen I-III o.B., ab Welle IV
pathologischer Verlauf =
Störung in der oberen Brücke

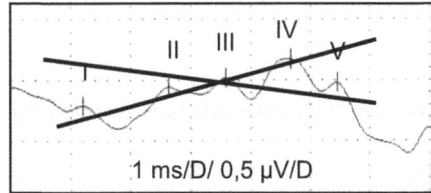

Verlust aller Potenitalkomponenten =
kochleäre Störung

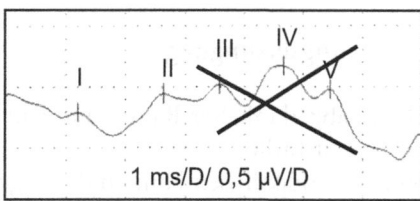

Wellen I-II o.B, ab Welle III
pathologischer Verlauf =
Störung der unteren Brücke

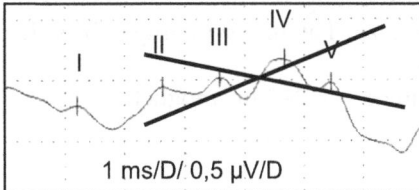

Potentialabriss ab Welle I =
Störung im Hörnerven selbst
(z.B. Akustikusneurinom)

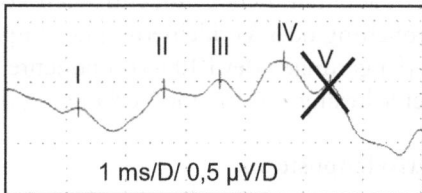

Wellen I-IV o.B., ab Welle V
pathologischer Verlauf =
Störung im pontomesenzephalen
Übergang (infauste Prognose)

Notizen:

2.2 VEP – visuell evozierte Potentiale

Technik:

Tab. 3: Technik VEP

Ableitparameter	Werte
Filter:	0,5–200 Hz
Analysezeit:	50–500 ms
Reizfrequenz:	1–2 Hz (ungerade Zahl, z. B. 1,7 Hz)
Stimulation:	Leuchtdichte >70 cd/m² Schachbrettmuster bei Reizung foveal: 2–25 Bogenminuten (Gesamtfeldgröße 1 x 1°) parafoveal: 50 oder 60 Bogenminuten (Gesamtfeldgröße 15x12° bis 23 x 19°) Musterumkehrreiz Blitzbrille
Averaging:	100–200 Durchgänge pro Messung (2 x Reizung beider Augen) 2 x Reizung linkes Auge (rechtes Auge mit Augenklappe bedecken) 2 x Reizung rechtes Auge (linkes Auge mit Augenklappe bedecken)

Untersuchungsbedingungen:

- ruhiger abgedunkelter Raum, aufrecht sitzend, aktiver Wachzustand, falls notwendig Ableitung mit Brille
- getönte Kontaktlinsen können das Ergebnis verfälschen
- der Abstand zwischen Patient und Bildschirm muss errechnet werden (► Anlage 2)
- Bildschirmabstand 80 cm bis 1 m
- die Augen des Patienten sollen sich in Höhe des Fixierpunktes befinden
- bei Patienten, denen Augentropfen vor der Untersuchung verabreicht wurden (zur Vergrößerung oder Verkleinerung der Pupille), kann es zur Latenzverkürzungen bzw. Latenzverlängerungen der P100-Komponente kommen
- bei Schwangeren ist eine Verkürzung der P100-Latenz von 2–5 ms möglich

Elektrodenposition:
different: Oz (ca. 3 cm über dem Inion)
indifferent: Fz (auch Cz)
alternativ: verbundene Mastoid-Elektroden bei Auftreten einer W-Form des Antwortpotentials

Erdelektrode:
Handgelenk, Ohrläppchen ist ebenso möglich.

Elektrodenwiderstand:
Für alle Elektroden gleich niedrig, zwischen 1 und 5 kOhm.

Notizen:

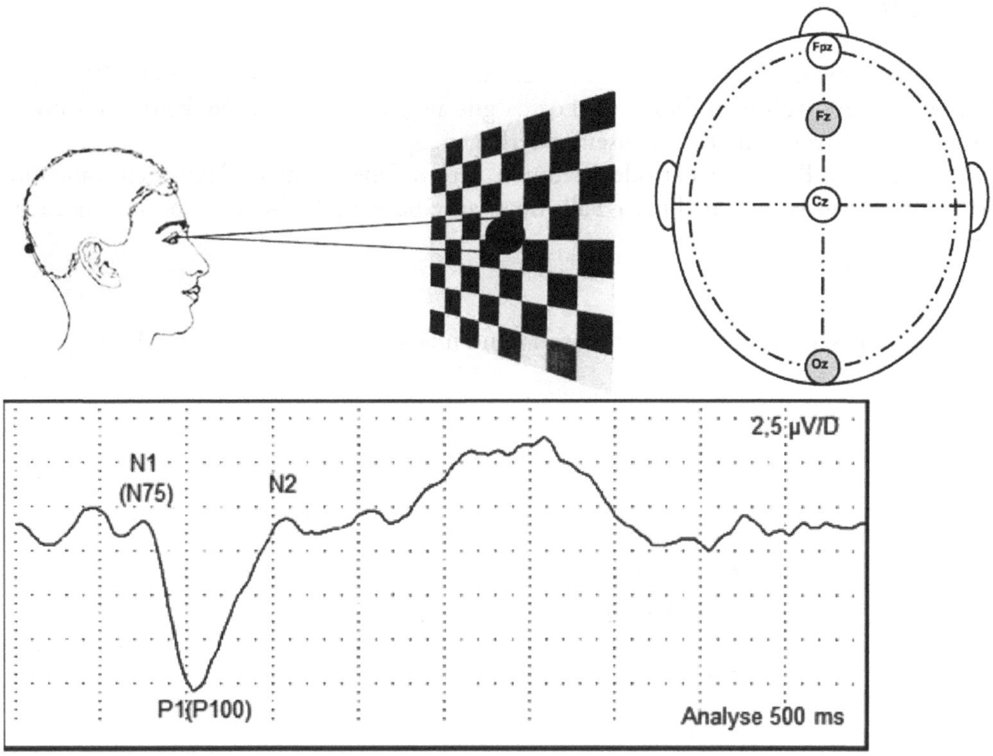

2.2 VEP – visuell evozierte Potentiale

Abb. 62: VEP

Normwerte sollten jedes Labor individuell erstellen (an ca. 20 gesunden Probanden).
P1 entspricht P100: bei 100–115 ms. Diese Normwerte gelten auch für Kinder ab ca. 6 Jahren.

Als pathologisch zu werten sind:

- Eine Rechts/Links-Differenz von maximal 6–10 ms, auch wenn beide Absolutwerte im Normbereich liegen.
- eine Amplitudenreduktion im Seitenvergleich um mehr als 50 %
- Latenzverlängerungen bei Verlaufsuntersuchungen von mehr als 10 ms
- wenn bei einer »W-Form« beide positiven Peaks mehr als 10 ms auseinanderliegen
- Amplitudenabweichungen < 3 µV oder > 20 µV

Notizen:

2.2.1 Normvariante W-Form

Bei ca. 5 % der Bevölkerung stellt sich bei der Ableitung der VEP die P100 als »W-Form« dar. Ein beidseitiges Auftreten dieser »W-Form« gilt als physiologisch. Die beiden positiven Peaks sollten nicht weiter als 10 ms auseinanderliegen.

Das Ersetzen der Referenzelektrode Fz durch verbundene Mastoid-Elektroden kann die W-Form verhindern. Ist dies nicht der Fall, muss an eine pathologische Dispersion gedacht werden.

Bewertung:
Die Bewertung dieser Normvariante erfolgt in den Funktionslaboren unterschiedlich (▶ Abb. 63–66).

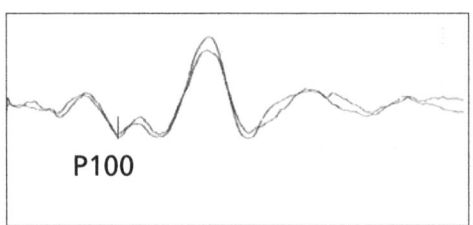

Abb. 63: Der erste negative Ausschlag gilt als P100.

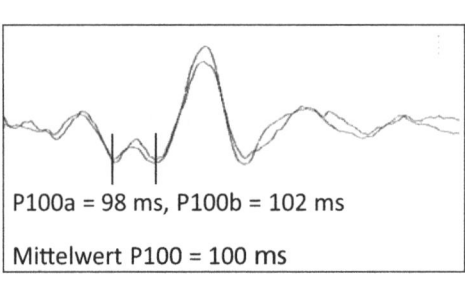

Abb. 64: Der Mittelwert der beiden negativen Peaks wird bestimmt und gilt als P100.

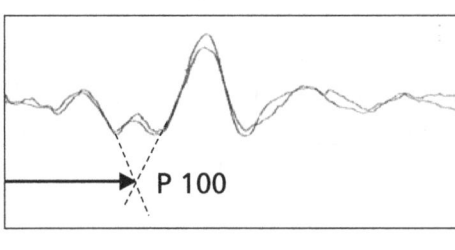

Abb. 65: Die absteigenden Schenkel werden durch Geraden nach unten verlängert und die Latenz des Schnittpunktes wird gemessen und gilt als P 100.

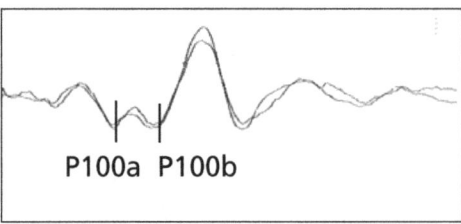

Abb. 66: Beide Spitzen werden getrennt bestimmt und bewertet.

Notizen:

2.2.2 Blitzbrillen-VEP

Für bewusstlose oder unkooperative Patienten, Kinder oder Patienten mit niedrigem Visus besteht die Möglichkeit, die VEP mit einer Blitzbrille abzuleiten.

Die Mitarbeit des Patienten spielt in diesem Fall keine bedeutende Rolle. Stimuliert wird monokulär über in dieser Brille integrierte LED.

Im Vergleich zu der Musterumkehr-Stimulation ergeben sich hier deutlich höhere inter- und intraindividuelle Schwankungen der P100 Latenzen. In unserem Labor werden diese Blitzbrillen-VEP lediglich als ableitbar oder nicht ableitbar gewertet.

2.2.3 Halbfeldstimulation

Bei unklaren Latenzverzögerungen des Ganzfeld-VEP kann eine Halbfeldstimulation von Nutzen sein.

Elektrodenposition:
different: Oz, O1, O2 (T5, T6)
indifferent: Fz

Elektrode:
Handgelenk, Ohrläppchen ist ebenso möglich.

Elektrodenwiderstand:
Für alle Elektroden gleich niedrig, zwischen 1 und 5 kOhm.

Averaging:
100–200 Durchgänge pro Messung

Ableitung über der Elektrode Oz:

- linkes Auge: Stimulation der nasalen und danach der temporalen Retinahälfte (rechtes Auge mit Augenklappe bedecken)
- rechtes Auge: Stimulation der nasalen und danach der temporalen Retinahälfte (linkes Auge mit Augenklappe bedecken)
- (Es entstehen für jedes Auge jeweils zwei Kurven)

Ableitung über den Elektroden O1, Oz, O2:

- zusätzlich kann auch noch über den Elektroden T5 und T6 abgeleitet werden
- linkes Auge: Stimulation der nasalen und danach der temporalen Retinahälfte (rechtes Auge mit Augenklappe bedecken) und simultane Ableitung über den Elektroden
- O1, Oz, O2 (T5 und T6)
- rechtes Auge: Stimulation der nasalen und danach der temporalen Retinahälfte (linkes Auge mit Augenklappe bedecken) und simultane Ableitung über den Elektroden
- O1, Oz, O2 (T5 und T6)
- (Es entstehen für jedes Auge jeweils sechs bzw. zehn Kurven, wenn zusätzlich über die Elektroden T5 und T6 abgeleitet wird)

Untersuchungsbedingungen:
(▶ Kap. 2.2)

Notizen:

Abb. 67:
Halbfeldstimulation und Ableitung über Oz

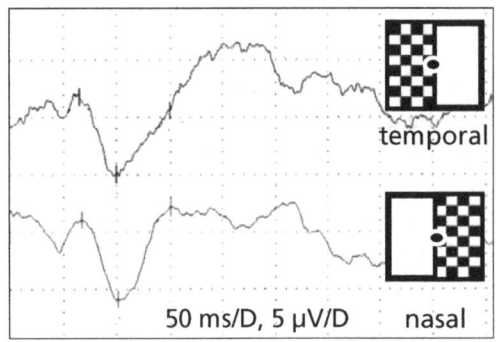
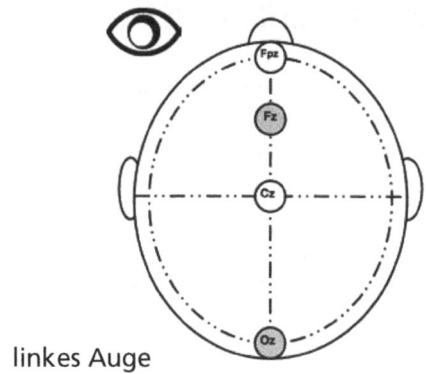

linkes Auge

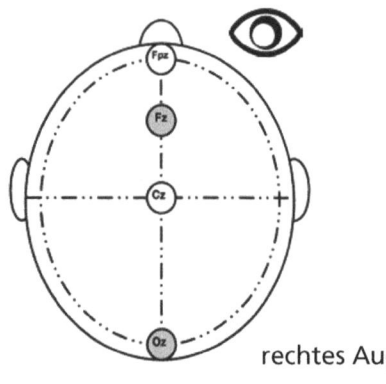
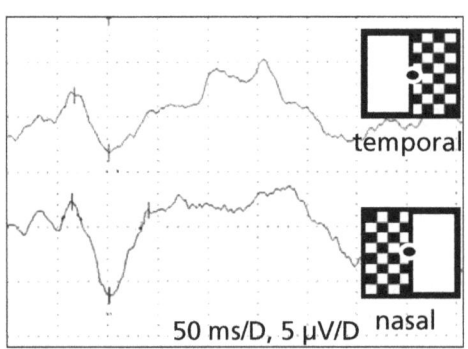

rechtes Auge

Es gibt eine große Variation der Befunde bei der Halbfeldstimulation. Beurteilt werden:

- Das Fehlen einzelner P100-Antworten,
- die Verlängerung der Latenzen der P100,
- Seitendifferenzen der Amplituden.

Notizen:

2.2 VEP – visuell evozierte Potentiale

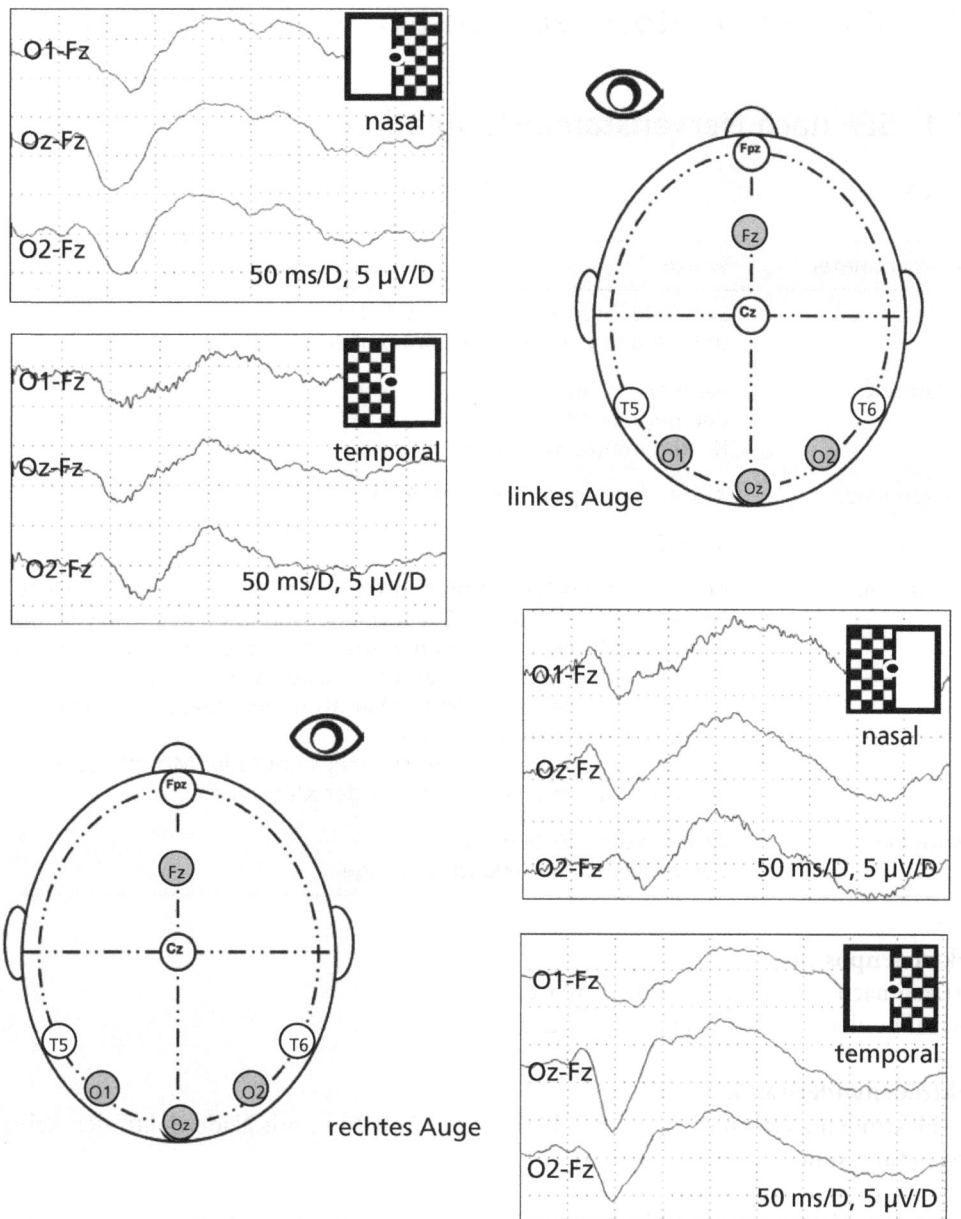

Abb. 68:
Halbfeldstimulation und Ableitung über O1, Oz, O2

Von O1 über Oz zu O2 entsteht in Abhängigkeit von der Referenz eine Phaseninervation ipsilateral zur gereizten Hemiretina liegenden paramedianen Elektrode.

Notizen:

2.3 SSEP – somatosensorisch evozierte Potentiale

2.3.1 SEP nach Nervenstammstimulation

Technik:

Tab. 4: Technik SEP nach Nervenstammstimulation

Ableitparameter	Werte
Filter:	kortikale Reizantworten 5–2.000 Hz spinale und periphere Reizantworten 10–1.000 Hz
Analysezeit:	Armnerven: 100 ms Beinnerven: 100–200 ms N. trigeminus: 50–100 ms
Reizfrequenz:	3–5 Hz (ungerade Zahl, z. B. 4,7 Hz)
Reizdauer:	0,1–0,2 ms
Stimulation:	bei gemischten Nerven bis 5 mA über der motorischen Reizschwelle, bei sensiblen Nerven das 3–4-fache der sensiblen Reizschwelle, bis eine deutliche Muskelkontraktion ausgelöst wird, bei komatösen Patienten wird mit dem Doppelten der motorischen Schwelle gereizt, die Reizschwelle sollte nicht höher als nötig liegen, um schmerzhafte Verspannungen zu vermeiden, N. medianus: Bewegung des Daumens und/oder Mittelfingers N. tibialis: Bewegung der Groß- oder Kleinzehe
Averaging:	Armnerven: 200–500 Durchgänge Beinnerven: 200–1.000 Durchgänge

Elektrodenposition:
Kortikal: nach dem 10–20-Elektrodensystem
zervikal lumbal und peripher: (▶ Kap. 2.3.3)

Elektrodenwiderstand:
Alle Elektroden gleich niedrig unter 5 kOhm, (bei Ableitung mit Nadelelektroden keine Widerstandsmessung).

Alle Untersuchungen werden im Seitenvergleich durchgeführt und müssen jeweils mindestens einmal reproduziert werden. Die reproduzierten Kurven sollten einen Latenzunterschied von maximal 0,5 ms für die Beine, 0,25 ms für die Arme, und einen Amplitudenunterschied von ± 20 % nicht überschreiten.

Notizen:

2.3.2 SEP nach Dermatomreizung

Ziel: kutane Afferenzen werden geprüft.

Technik:

Ableitparameter	Werte
Filter	kortikale Reizantworten: 5–2.000 Hz
Analysezeit	Armnerven: 100 ms Beinnerven: 100–200 ms
Reizfrequenz	3–5 Hz (ungerade Zahl, z. B. 4,7 Hz)
Reizdauer	0,1–0,2 ms
Stimulation	elektrische Reizung mit einer Stimulationsintensität von dem 3-fachen der sensiblen Reizschwelle
Averaging	Dermatomnerven der oberen Extremitäten: 200–500 Durchgänge Dermatomnerven der unteren Extremitäten: 200–1.000 Durchgänge

Tab. 5: SEP nach Dermatomreizung

Untersuchungsbedingungen:
Ruhiger Raum, eventuell etwas abgedunkelt, der Patient sollte entspannt mit geschlossenen Augen liegen.

Elektrodenposition:
Kortikal: nach dem 10–20-Elektrodensystem
Erdelektrode: zwischen Reiz- und Ableitelektrode
Anode und Kathode sollten ca. 10 cm voneinander entfernt platziert werden.

Reizort:
Exakt spiegelbildliche Platzierung der Reizelektroden auf der Hautoberfläche der beiden Körperseiten.

Elektrodenwiderstand:
Alle Elektroden gleich niedrig unter 5 kOhm, (bei Ableitung mit Nadelelektroden keine Widerstandsmessung).

Untersuchungstechnik:
Dermatomsegmente werden seitengleich mit Oberflächen- oder Ringelektroden stimuliert. Durch die Miterfassung von Rezeptoren und langsam leitenden Nervenfasern sind die Latenzen etwas länger als bei den Nervenstamm-SEP Untersuchungen.
Die klinisch unauffällige Seite gilt als Befundkontrolle.
Pathologische Seitendifferenz:
obere Extremitäten > 3 ms
untere Extremitäten > 5 ms

Alle Untersuchungen werden im Seitenvergleich durchgeführt und müssen jeweils mindestens einmal reproduziert werden.

Notizen:

2.3.3 Praktische Durchführung

SEP nach Reizung des N. tibialis

Technik:

Tab. 6: SEP nach Reizung des N. tibialis

Ableitparameter	Werte
Filter	kortikale Reizantworten: 5–2.000 Hz spinale und periphere Reizantworten 20–1.000 Hz
Analysezeit	100–200 ms
Reizfrequenz	3–5 Hz (ungerade Zahl, z. B. 4,7 Hz)
Reizdauer	0,1–0,2 ms
Averaging	200–1.000 Durchgänge

Abb. 69: Kontrolle: Bewegung der Groß- oder/und Kleinzehe

Elektrodenposition:
kortikale Ableitung:
different: Cz' (ca. 2–3 cm hinter Cz)
indifferent: Fz
Nomenklatur: P40

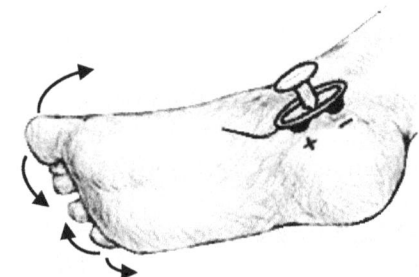

spinale Ableitung:
different: HWK 2 (ca. 4–6 cm unterhalb vom Inion)
indifferent: Fz
Nomenklatur: N30

different: LWK 1 (Höhe Rippenbogen)
indifferent: Beckenkamm
Nomenklatur: N22

different: LWK 5 (Höhe Beckenkamm)
indifferent: Beckenkamm
Nomenklatur: N18

periphere Ableitung:
different: Poplitea (Kniekehle)
indifferent: Patella (Kniescheibe)
Nomenklatur: N10

Reizort:
Sprunggelenk, unterhalb des Malleolus medialis.

Kontrolle:
Bewegung der Groß- oder/und Kleinzehe.

Erdelektrode:
Zwischen Reiz- und Ableitelektrode.

Elektrodenwiderstand:
Alle Elektroden gleich niedrig unter 5 kOhm.

Alle Untersuchungen werden im Seitenvergleich durchgeführt und müssen jeweils mindestens einmal reproduziert werden.

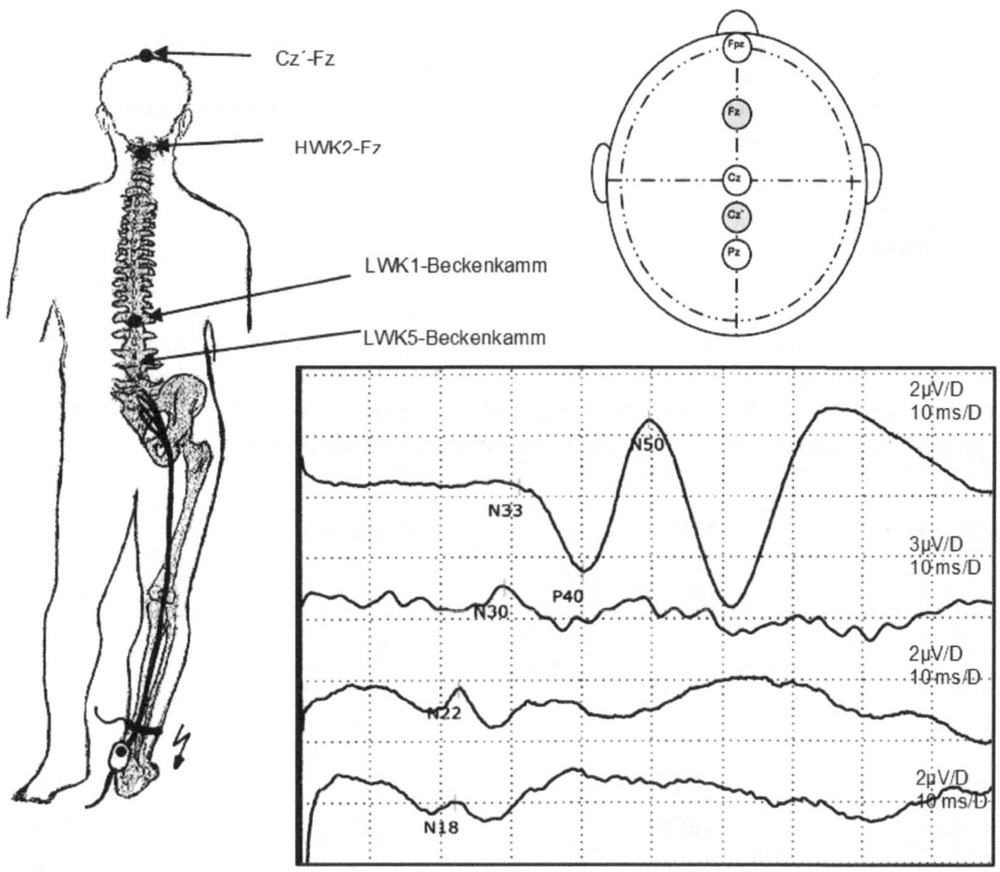

2.3 SSEP – somatosensorisch evozierte Potentiale

Abb. 70: SEP nach Reizung des N. tibialis

Ableiteort	Latenzen (ms)		Maximale R/L	Interpeaklatenz
	N1 Latenz Mittelwert +/-SD	P1 Latenz Mittelwert +/-SD		
Cz'–Fz (P40)	34,8 +/- 2,5	41,5 +/- 2,8	2,1	Cz' zu LWK1 21,3
HWK2–Fz (N30)	31,5 +/- 1,8		1,9	HWK2 zum Cortex 12,9
LWK1–Becken-kamm (N22)	24,5 +/- 1,9		1,2	LWK1 zu HWK2 10,4
LWK5–Becken-kamm (N18)	21,4 +/-1,8		1,5	LWK5 zu LWK1 6

Tab. 7: Normwerte SEP nach Reizung des N. tibialis

Die Latenzen der Tibialis-SEP sind größenkorreliert.
Reproduzierbarkeit: Latenz 0,5 ms, +/- 20 % der Amplitude
Amplitudendifferenzen über 50 % im Seitenvergleich sind als pathologisch zu werten.

Wichtig

Notizen:

Tibialis-SEP und Körpergröße

Die Normwerte der Tibialis-SEP sind größenkorreliert. Deshalb ist es wichtig, stets die Körpergröße des Patienten bei der Auswertung dieser SEP zu beachten.

Die Körpergrößen-korrelierte P40-Normallatenz kann mit einer Formel von Jörg (1983) berechnet werden (gilt nur für Erwachsene).

$$x = \frac{\text{Latenzzeit (ms)}}{\text{Körpergröße (m)}}$$

Körpergrößen-korrelierte P40-Latenz: 23,6 ± 1,4 ms (Jörg 1983).
Ein Wert nach dieser Berechnung über 25 ms wird als pathologisch angesehen.

Wir nutzen in unserem neurophysiologischen Labor die Körpergrößen-korrelierte Normwerttabelle von Jost (03.03.2000), bei dem die oben angegeben Werte bereits berechnet sind. Bei Jost gilt ein Wert nach dieser Berechnung über 25,9 ms als pathologisch.

Tab. 8: Tibialis-SEP und Körpergröße (modifiziert nach Jost 03.03.2000)

Größe (m)	P 40 25,9 (ms/m)	Größe (m)	P 40 25,9 (ms/m)
1,51	39,11	1,81	46,88
1,52	39,37	1,82	47,14
1,53	39,63	1,83	47,40
1,54	39,89	1,84	47,66
1,55	40,15	1,85	47,92
1,56	40,40	1,86	48,17
1,57	40,66	1,87	48,43
1,58	40,92	1,88	48,69
1,59	41,18	1,89	48,95
1,60	41,44	1,90	49,21
1,61	41,70	1,91	49,47
1,62	41,96	1,92	49,73
1,63	42,22	1,93	49,99
1,64	42,48	1,94	50,25
1,65	42,74	1,95	50,51
1,66	42,99	1,96	50,76
1,67	43,25	1,97	51,02
1,68	43,51	1,98	51,28
1,69	43,77	1,99	51,54
1,70	44,03	2,00	51,80
1,71	44,29	2,01	52,06
1,72	44,55	2.02	52,32
1,73	44,81	2,03	52,58
1,74	45,07	2,04	52,84
1,75	45,33	2,05	53,10
1,76	45,58	2,06	53,35

2.3 SSEP – somatosensorisch evozierte Potentiale

Größe (m)	P 40 25,9 (ms/m)	Größe (m)	P 40 25,9 (ms/m)
1,77	45,84	2,07	53,61
1,78	46,10	2,08	53,87
1,79	46,36	2,09	54,13
1,80	46,62	2,10	54,39

Tab. 8: Tibialis-SEP und Körpergröße (modifiziert nach Jost 03.03.2000) – Fortsetzung

Notizen:

SEP nach Reizung des N. peroneus superficialis, N. peroneus profundus, N. suralis und N. saphenus

Je nach Fragestellung kann z. B. auch der N. peroneus superficialis und N. peroneus profundus in Sprunggelenkshöhe, der N. suralis am Fuß oder der Wade und der N. saphenus mit den kortikalen Elektrodenpositionen des Tibialis-SEP abgeleitet werden.

Elektrodenposition:
Kortikale Ableitung:
different: Cz' (ca. 2–3 cm hinter Cz)
indifferent: Fz
Nomenklatur: P40

Reizort:
N. peroneus superficialis (ca. 5 cm oberhalb des Malleolus medialis)

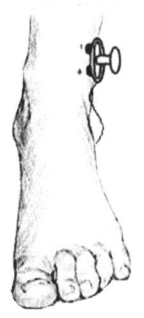
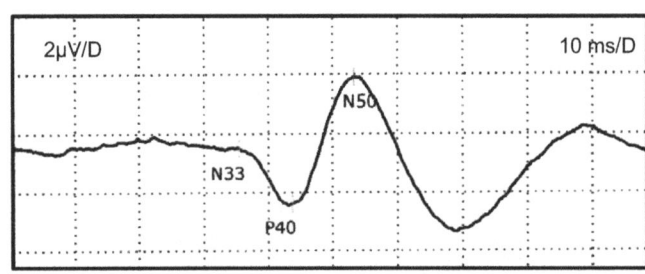

Abb. 71: Reizung des N. peroneus superficialis

Tab. 9: Normwerte SEP nach Reizung des N. peroneus superficialis, modifiziert nach Eisen (1980)

Ableitort	N1(Mittelwert +/- SD)	P1(Mittelwert +/- SD)	oberer Grenzwert der Seitendifferenz P1
N. peroneus superficialis	33,1 +/- 2,2	39,9 +/- 1,8	3,1

Reizort:
N. peroneus profundus (am Retinaculum extensorum)

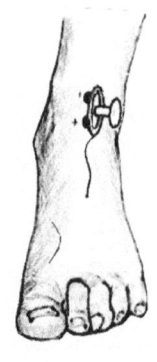
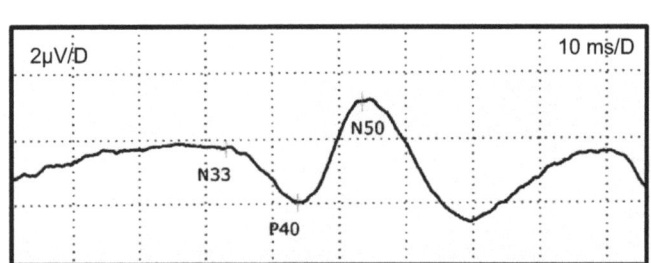

Abb. 72: Reizung des N. peroneus profundus

Tab. 10: Normwerte SEP nach Reizung des N. peroneus profundus, modifiziert nach Eckert (1993)

Ableitort	N1(Mittelwert +/- SD)	P1(Mittelwert +/- SD)	oberer Grenzwert der Seitendifferenz P1
N. peroneus profundus	35,8 +/- 2,7	43,5 +/- 2,9	3,6

2.3 SSEP – somatosensorisch evozierte Potentiale

Reizort:
N. suralis (unterhalb vom Außenknöchel)

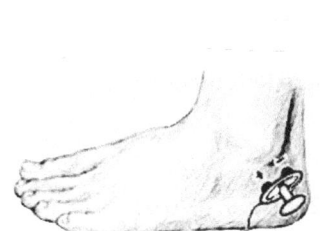
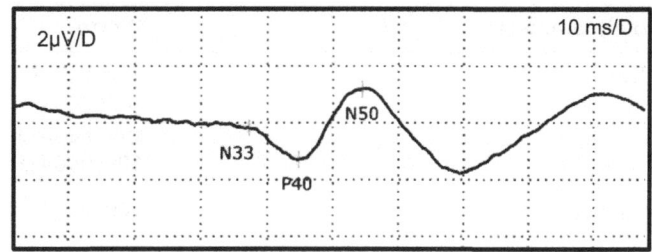

Abb. 73: Reizung des N. suralis

Ableitort	N1 (Mittelwert +/- SD)	P1 (Mittelwert +/- SD)	oberer Grenzwert der Seitendifferenz P1
N. suralis		46,5 +/- 2,5	5,3

Tab. 11: Normwerte SEP nach Reizung des N. suralis, Modifiziert nach Tackmann (1993)

Reizort:
N. saphenus (ca. 5 cm oberhalb und etwas ventral des Malleolus medialis) (▶ Anlage 2)

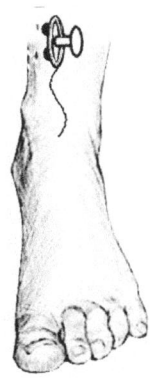
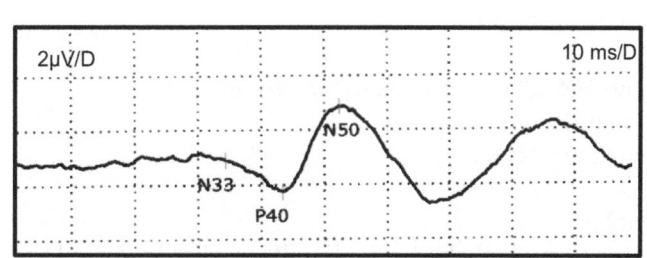

Abb. 74: Reizung des N. saphenus

Ableitort	N1 (Mittelwert +/- SD)	P1 (Mittelwert +/- SD)	oberer Grenzwert der Seitendifferenz P1
N. saphenus	36,8 +/- 2,8	43,4 +/- 2,2	3,1

Tab. 12: Normwerte SEP nach Reizung des N. saphenus, modifiziert nach Eisen (1980)

Notizen:

SEP nach Reizung des N. medianus

Technik:

Tab. 13: SEP nach Reizung des N. medianus

Ableitparameter	Werte
Filter	kortikale Reizantworten: 5–2000 Hz spinale und periphere Reizantworten: 10–1000 Hz
Analysezeit	100 ms
Reizfrequenz	3–5 Hz (ungerade Zahl, z. B. 4,7 Hz)
Reizdauer	0,1–0,2 ms
Averaging	200–500 Durchgänge

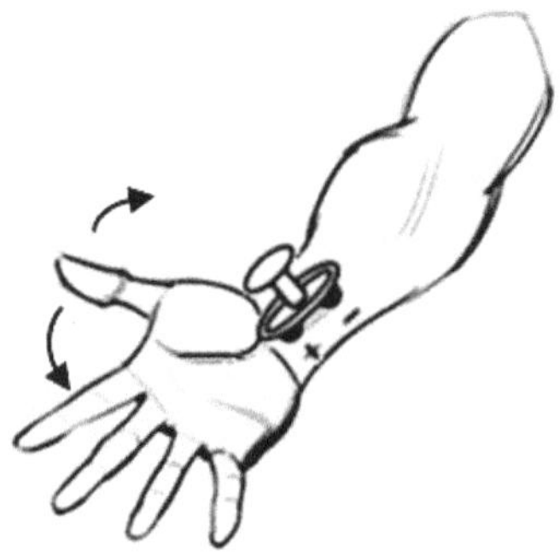

Abb. 75: Kontrolle: Bewegung des Daumens

Elektrodenposition:
Kortikale Ableitung:
different: C3' bzw. C4' (jeweils kontralateral zur Stimulation)
indifferent: Fz
Nomenklatur: N20

Spinale Ableitung:
different: HWK2 (ca. 4–5 cm unterhalb des Inion)
indifferent: Fz
Nomenklatur: N13 b

different: HWK7 (oberhalb vertebra prominens)
indifferent: Fz oder Jugulum
Nomenklatur: N13 a

Erb-Punkt:
different: 2 cm oberhalb der Schlüsselbeinmitte/ipsilateral
indifferent: Fz (oder Erb kontralateral)
Nomenklatur: N9

Reizort:
Handgelenksbeugeseite, zwischen den Sehnen des M. palmaris longus und des M. flexor carpi radialis
Kontrolle: Bewegung des Daumens

Erdelektrode:
zwischen Reiz- und Ableitelektrode

Elektrodenwiderstand:
alle Elektroden gleich niedrig unter 5 kOhm

Alle Untersuchungen werden im Seitenvergleich durchgeführt und müssen jeweils mindestens einmal reproduziert werden.

2.3 SSEP – somatosensorisch evozierte Potentiale

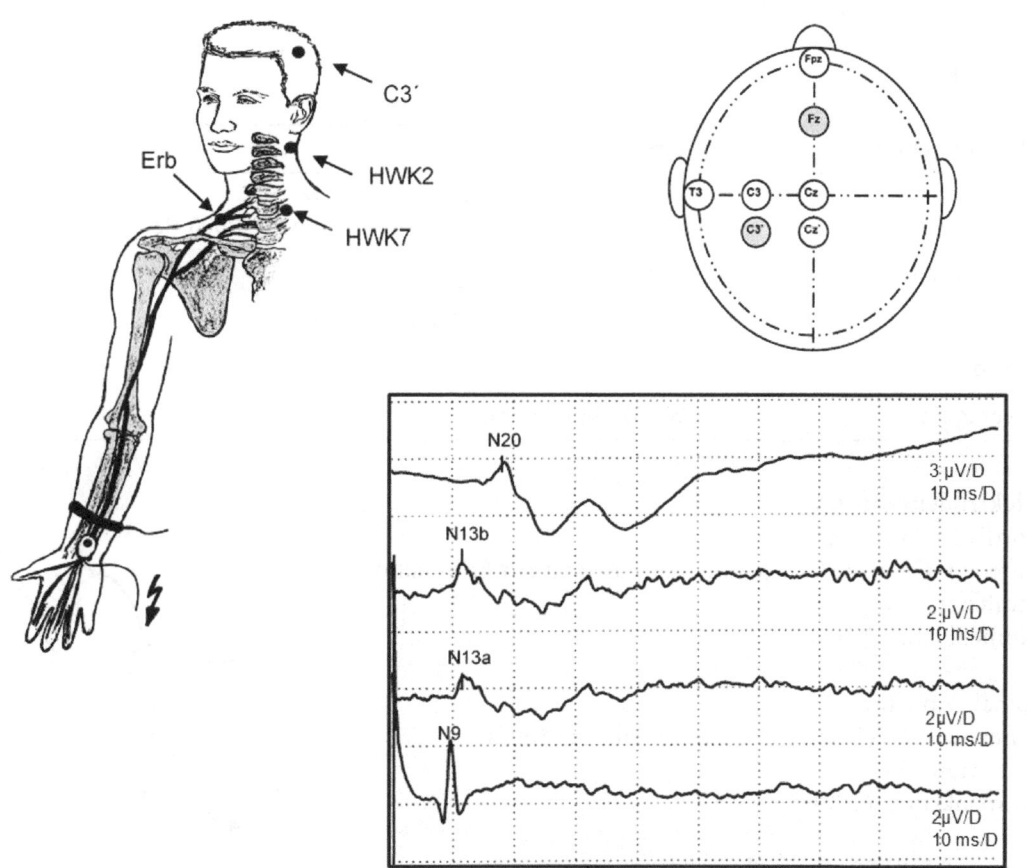

Abb. 76:
SEP nach Reizung des N. medianus

Ableitort	N1 Latenz (ms) Mittelwert +/- SD	P1 Latenz (ms) Mittelwert +/- SD	Maximale Rechts/Links- Differenz (ms)	Interpeaklatenz (ms)
C3'-Fz bzw. C4'-Fz (N20)	20,0 +/- 1,6	26,0 +/- 2,6	1,4	C3' bzw. C4' zu HWK7: 7,2
HWK2-Fz (N13b)	13,1 +/- 1,2		0,7	C3' bzw. C4' zu HWK2: 7,06
HWK7-Fz (N13a)	13,3 +/- 1,0		0,7	HWK7 zu HWK2: 0,57
Erb-Fz (bzw. Erb kontralateral) (N9)	11,0 +/- 0,9		0,7	C3' bzw. C4' zu Erb: 7,2

Tab. 14:
Normwerte SEP nach Reizung des N. medianus

Die Latenzen der Medianus-SEP sind größenkorreliert. Maximale Seitendifferenz der kortikalen N20-Latenz: 1,4 ms. Amplitudendifferenzen über 50 % im Seitenvergleich sind als pathologisch zu werten.

Wichtig

SEP nach Reizung des N. ulnaris

Technik

Tab. 15: Technik SEP nach Reizung des N. ulnaris

Ableitparameter	Werte
Filter	kortikale Reizantworten: 5–2.000 Hz spinale und periphere Reizantworten 10–1.000 Hz
Analysezeit	100 ms
Reizfrequenz	3–5 Hz (ungerade Zahl, z. B. 4,7 Hz)
Reizdauer	0,1–0,2 ms
Averaging	200–500 Durchgänge

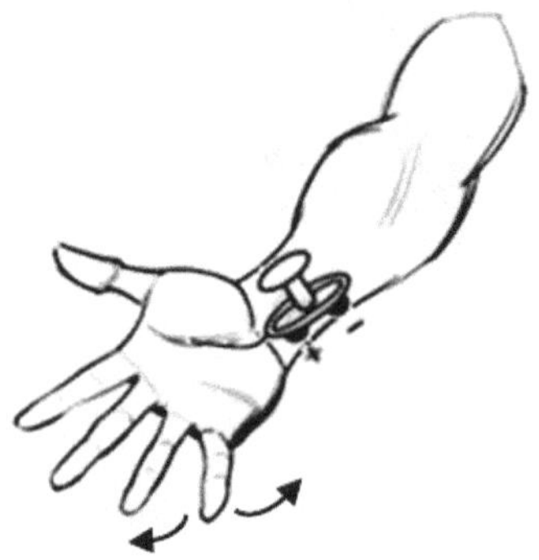

Abb. 77: Kontrolle: Bewegung des kleinen Fingers

Elektrodenposition:
kortikale Ableitung:
different: C3' bzw. C4' (jeweils kontralateral zur Stimulation)
indifferent: Fz
Nomenklatur: N20

spinale Ableitung:
different: HWK2 (ca. 4–5 cm unterhalb des Inion)
indifferent: Fz
Nomenklatur: N13 b

different: HWK7 (oberhalb vertebra prominens)
indifferent: Fz oder Jugulum
Nomenklatur: N13 a

Erb-Punkt:
different: 2 cm oberhalb der Schlüsselbeinmitte/ipsilateral
indifferent: Fz (oder Erb kontralateral)
Nomenklatur: N9

Reizort:
Handgelenksbeugeseite, radial der Sehne des M. flexor carpi ulnaris Kontrolle: Bewegung des kleinen Fingers.

Erdelektrode:
zwischen Reiz- und Ableitelektrode

Elektrodenwiderstand:
alle Elektroden gleich niedrig unter 5 kOhm

Alle Untersuchungen werden im Seitenvergleich durchgeführt und müssen jeweils mindestens einmal reproduziert werden.

2.3 SSEP – somatosensorisch evozierte Potentiale

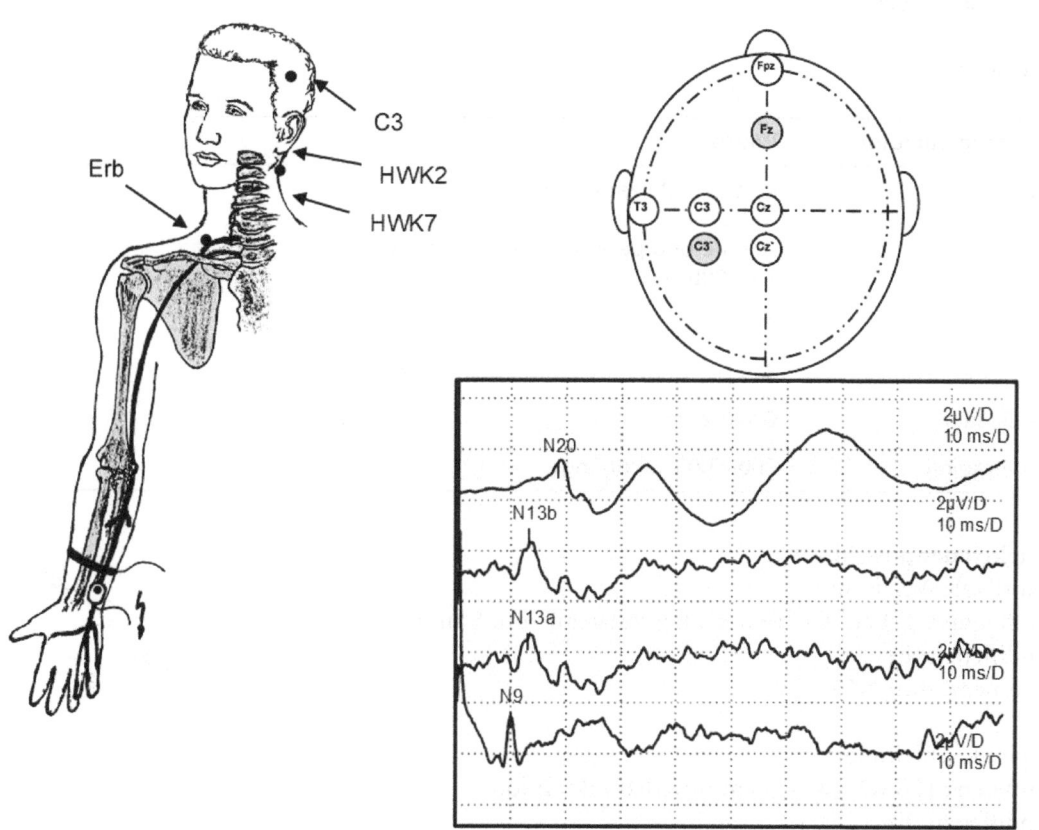

Abb. 78: SEP nach Reizung des N. ulnaris

Ableitort	N1 Latenz (ms) Mittelwert +/- SD	P1 Latenz (ms) Mittelwert +/- SD	Maximale Rechts/Links-Differenz (ms)	Interpeaklatenz (ms)
C3'-Fz bzw. C4'-Fz (N20)	20,9 +/- 1,6	26,5 +/- 2,5	1,3	C3' bzw. C4' zu HWK7: 6,8
HWK2-Fz (N13b)	14,6 +/- 1,5		0,7	C3' bzw. C4' zu HWK2: 6,6
HWK7-Fz (N13a)	14,5 +/- 1,5		0,9	HWK7 zu HWK2: 0,48
Erb-Fz (oder Erb kontralateral) (N9)	12,1 +/- 1,5		0,7	C3' bzw. C4' zu Erb: 7,0

Tab. 16: Normwerte SEP nach Reizung des N. ulnaris

Die Latenzen der Ulnaris-SEP sind größenkorreliert. Amplitudendifferenzen über 50 % im Seitenvergleich sind als pathologisch zu werten.

Wichtig

SEP nach Reizung des N. radialis

Technik:

Tab. 17: Technik nach Reizung des N. radialis

Ableitparameter	Werte
Filter	kortikale Reizantworten 5–2000 Hz spinale und periphere Reizantworten 10–1000 Hz
Analysezeit	100 ms
Reizfrequenz	3–5 Hz (ungerade Zahl, z. B. 4,7 Hz)
Reizdauer	0,1–0,2 ms
Averaging	200–500 Durchgänge

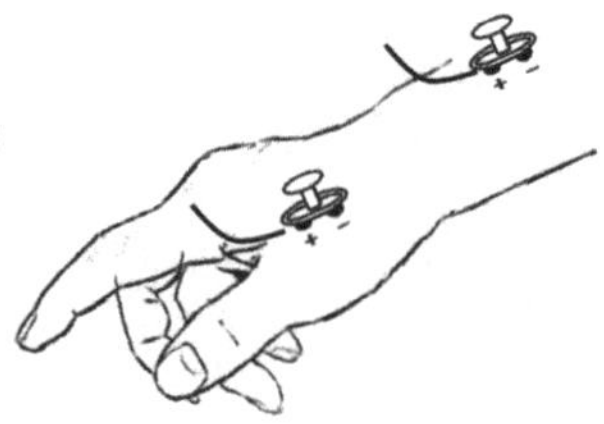

Abb. 79: Platzierung der Reizelektrode

Elektrodenposition:
Kortikale Ableitung:
different: C3' bzw. C4' (jeweils kontralateral zum Stimulationsort)
indifferent: Fz
Nomenklatur: N20

Spinale Ableitung:
different: HWK2 (ca. 4–5 cm unterhalb des Inion)
indifferent: Fz
Nomenklatur: N13 b

different: HWK7 (oberhalb vertebra prominens)
indifferent: Fz oder Jugulum
Nomenklatur: N13 a

Erb-Punkt:
different: 2 cm oberhalb der Schlüsselbeinmitte/ipsilateral
indifferent: Fz (oder Erb kontralateral)
Nomenklatur: N9

Reizort:
Handgelenksbeugeseite,
radial der Sehne des M. flexor carpi ulnaris oder
radialer Handrücken, M. interosseus dorsalis I
zwischen Daumen und Zeigefinger
Kontrolle: ohne motorische Äußerung

Erdelektrode:
zwischen Reiz- und Ableitelektrode

Elektrodenwiderstand:
alle Elektroden gleich niedrig unter 5 kOhm

Alle Untersuchungen werden im Seitenvergleich durchgeführt und müssen jeweils mindestens einmal reproduziert werden.

2.3 SSEP – somatosensorisch evozierte Potentiale

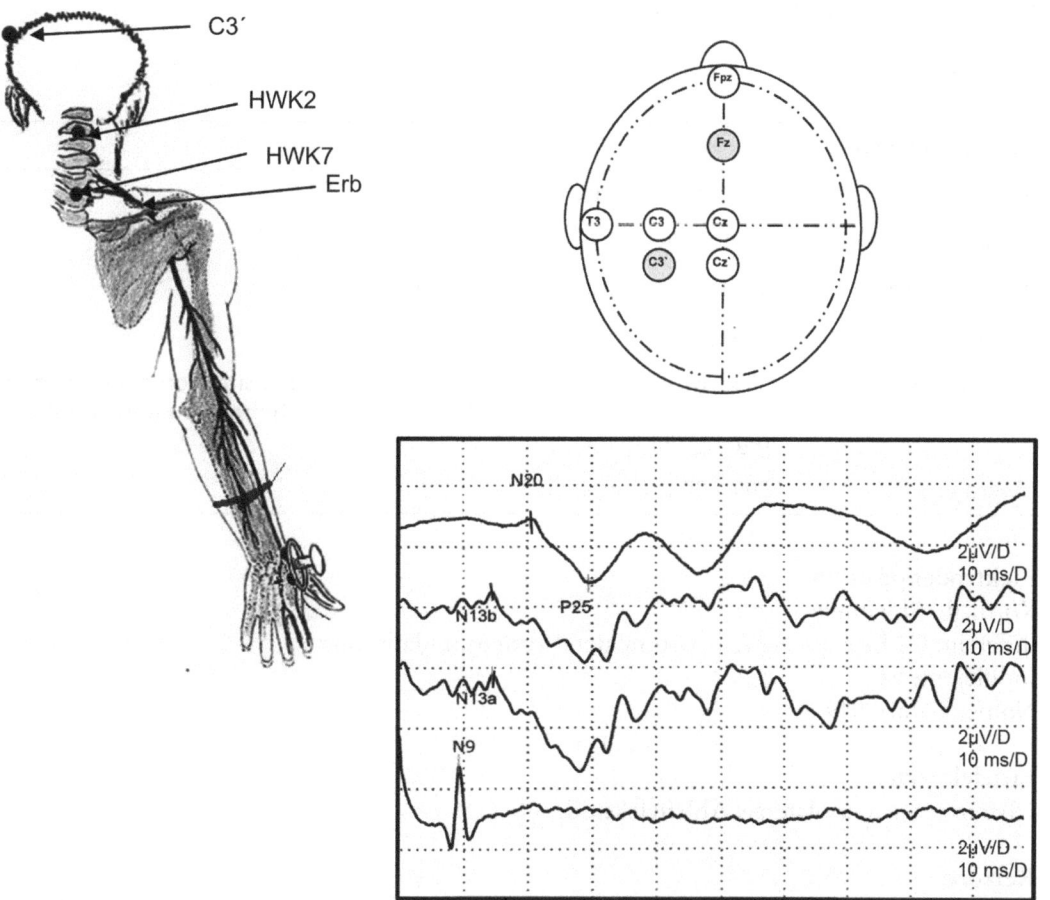

Abb. 80:
SEP nach Reizung des N. radialis

Ableitort	N1 Latenz (ms) Mittelwert +/- SD	P1 Latenz (ms) Mittelwert +/- SD	Maximale Rechts/Links-Differenz (ms)	Interpeaklatenz (ms)
C3'-Fz bzw. C4'-Fz (N20)	19,6+/-1,7	27,5 +/- 2,5	1,4	C3' bzw. C4' zu HWK7: 6,6
HWK2-Fz (N13b)	13,8+/-1,5		0,7	HWK7 zu HWK2: 0,2
HWK7-Fz (N13a)	13,6+/-1,5		0,7	HWK7 zu Erb: 4,3
Erb-Fz (bzw. Erb kontralateral) (N9)	10,1+/-1,1		0,7	C3' bzw. C4' zu Erb: 7,5

Tab. 18:
Normwerte SEP nach Reizung des N. radialis

Die Latenzen der Ulnaris-SEP sind größenkorreliert. Amplitudendifferenzen über 50 % im Seitenvergleich sind als pathologisch zu werten.

Notizen:

SEP nach Reizung des N. trigeminus

Technik:

Tab. 19: Technik SEP nach Reizung des N. trigeminus

Ableitparameter	Werte
Filter	kortikale Reizantworten: 5–2.000 Hz
Analysezeit	50–100 ms
Reizfrequenz	3–5 Hz (ungerade Zahl, z. B. 4,7 Hz)
Reizdauer	0,1–0,2 ms
Stimulation	elektrische Reizung mit einer Stimulationsintensität von dem 3-fachen der sensiblen Reizschwelle (Achtung: Bei zu hohen Reizstärken Miterregung der mimischen Muskulatur)
Averaging	200–500 Durchgänge

Elektrodenposition:
Kortikale Ableitung:
different: C5 bzw. C6 (jeweils kontralateral zum Stimulationsort)
indifferent: Fz
Nomenklatur: N19

Erdelektrode:
Oberarm, Stirn, ipsilaterale Ableitelektrode

Reizort:
Bei simultaner Ableitung:
different: Austrittspunkt 2. Trigeminusast
indifferent: Austrittspunkt 3. Trigeminusast

Bei getrennter Reizung von Ober- und Unterlippe:
different: Elektrode am Austrittspunkt des 2. bzw. 3. Trigeminusastes, je nach Fragestellung
indifferent: Elektrode am Kinn (Reizung mit Oberflächen- oder Nadelelektroden)

Elektrodenwiderstand:
alle Elektroden gleich niedrig unter 5 kOhm

Alle Untersuchungen werden im Seitenvergleich durchgeführt und müssen jeweils mindestens einmal reproduziert werden.

Tipp: Bei großem Reizartefakt alternierende Reizung oder Änderung der Polarität nach der Hälfte der Durchgänge.

Wichtig
Bei großem Reizartefakt alternierende Reizung oder Änderung der Polarität nach der Hälfte der Durchgänge.

Notizen:

2.3 SSEP – somatosensorisch evozierte Potentiale

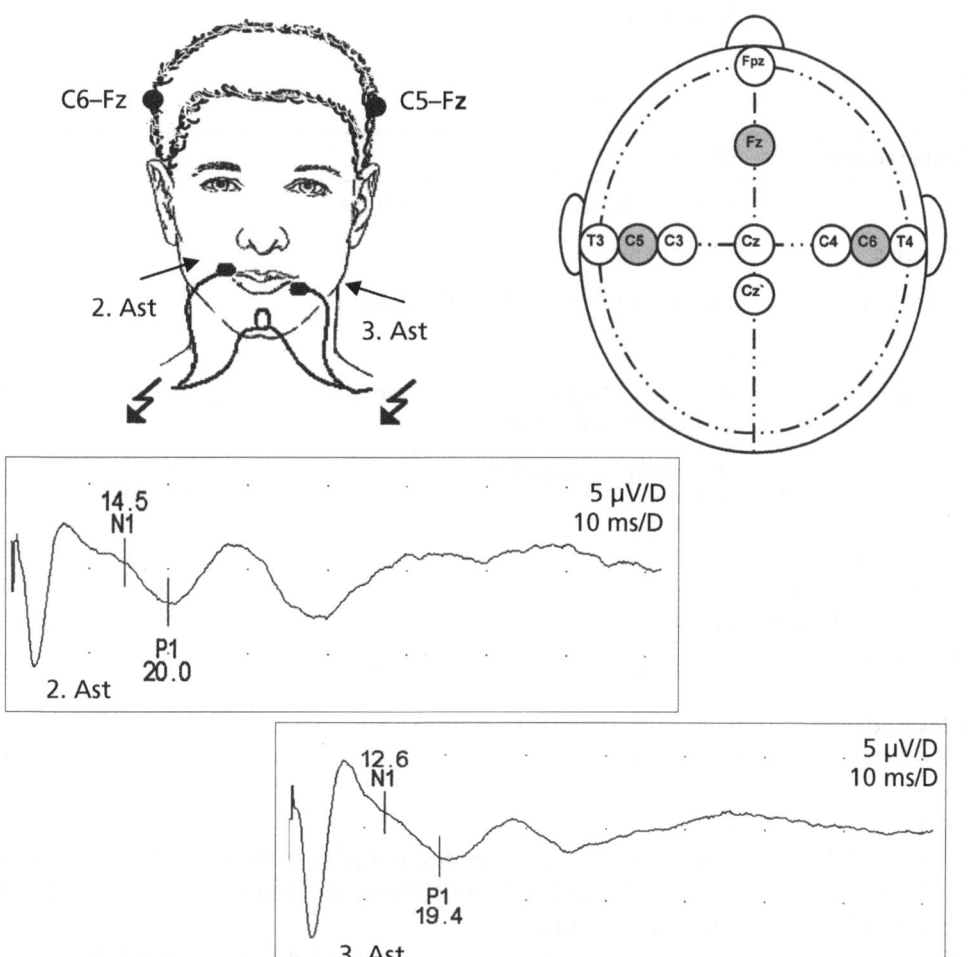

Abb. 81:
SEP nach Reizung des N. trigeminus

C5–Fz bzw. C6–Fz	Latenzen (ms)			
	N1 (N13)	P1 (P19)	N2 (N27)	P2 (P36)
2. Ast (V2)	12,88 +/– 2,5	18,9 +/– 2,1	27,5 +/– 1,9	36,6 +/– 1,9
3. Ast (V3)	12,30 +/– 1,7	18,5 +/– 1,1	26,6 +/– 1,9	36,0 +/– 2,5

Tab. 20:
Normwerte SEP nach Reizung des N. trigeminus

Amplitudendifferenzen über 50 % im Seitenvergleich müssen als pathologisch gewertet werden.
Maximale Seitendifferenz der kortikalen P19-Latenz: 1,9 ms.

Wichtig

Notizen:

SEP nach Reizung des N. cutaneus femoralis lateralis

Technik:

Tab. 21: SEP nach Reizung des N. cutaneus femoralis lateralis

Ableitparameter	Werte
Filter	kortikale Reizantworten: 5–2.000 Hz
Analysezeit	100–200 ms
Reizfrequenz	3–5 Hz (ungerade Zahl, z. B. 4,7 Hz)
Reizdauer	0,1–0,2 ms
Stimulation	elektrische Reizung mit einer Stimulationsintensität von dem 3-fachen der sensiblen Reizschwelle
Averaging	200–1.000 Durchgänge

Elektrodenposition:
Kortikale Ableitung
different: Cz' (2 cm hinter Cz)
indifferent: Fz

Erdelektrode:
Zwischen Reiz- und Ableitelektrode.

Reizort:
different: ca. 10–15 cm unterhalb des Leistenbandes, seitlich der Oberschenkelmitte, optimal an der Stelle, an der der Patient Dysästhesien im Versorgungsgebiet der Nerven angibt (mit Oberflächenelektroden oder dem Reizblock)
indifferent: 10 cm distal der differenten Elektrode oder auch Kniescheibe möglich

Elektrodenwiderstand:
Alle Elektroden gleich niedrig unter 5 kOhm.
Bei den Dermatomen am Bein oder am Rumpf wird wie beim N. tibialis posterior-SEP über Cz' abgeleitet.

Bei Dermatomen am Arm oder Oberkörper wird wie beim Medianus-SEP, kortikal über C3' bzw C4' abgeleitet (▶ Kap. 2.4).
Alle Untersuchungen werden im Seitenvergleich durchgeführt und müssen jeweils mindestens einmal reproduziert werden.

Notizen:

2.3 SSEP – somatosensorisch evozierte Potentiale

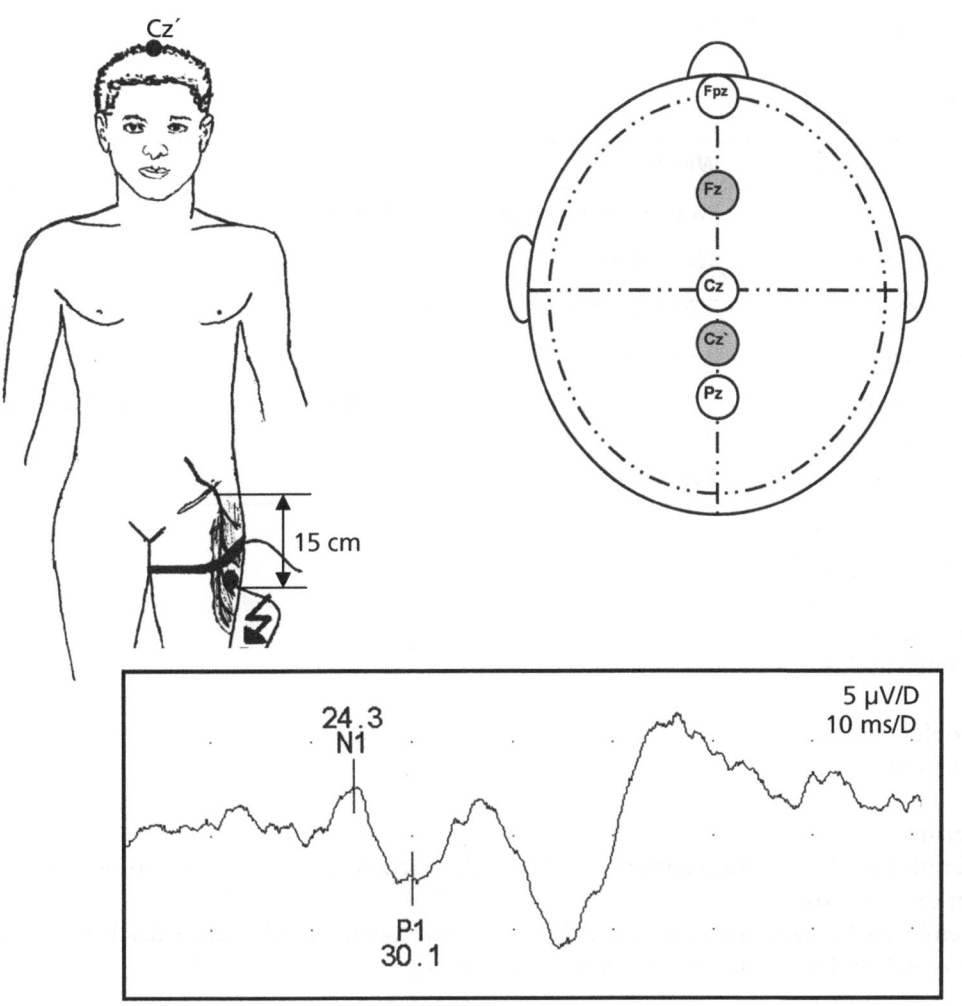

Abb. 82:
SEP nach Reizung des N. cutaneus femoralis lateralis

	Latenzen (ms)				Amplituden (µV)
	N1	P1	N2	P2	N1/P1
Cz'–Fz	24,0 +/– 1,3	31,1 +/– 2,8	41,5 +/– 1,7	55,4 +/– 4,6	1,2 +/– 0,8

Tab. 22:
Normwerte SEP nach Reizung des N. cutaneus femoralis lateralis

Amplitudendifferenzen über 50 % im Seitenvergleich müssen als pathologisch gewertet werden.
Maximale Seitendifferenz der P1-Latenz: 2,6 ms.

Wichtig

Notizen:

SEP nach Reizung des N. pudendus

Technik:

Tab. 23: Technik SEP nach Reizung des N. pudendus

Ableitparameter	Werte
Filter	kortikale Reizantworten: 5–2.000 Hz
Analysezeit	100–200 ms
Reizfrequenz	3–5 Hz (ungerade Zahl, z. B. 4,7 Hz)
Reizdauer	0,1–0,2 ms
Stimulation	elektrische Reizung mit einer Stimulationsintensität von dem 3-fachen der sensiblen Reizschwelle
Averaging	200–1.000 Durchgänge

Elektrodenposition:
Kortikale Ableitung
different: Cz'
indifferent: Fpz

Erdelektrode:
Oberarm

Reizort:
Männlicher Patient: Stimulation mit Ringelektroden (Kathode an der Peniswurzel, Anode mit ca. 1 cm Abstand)
Weiblicher Patient: Stimulation mit Plättchenelektroden (Anode neben der Klitoris, Kathode zwischen den kleinen und großen Schamlippen)

Elektrodenwiderstand:
Alle Elektroden gleich niedrig unter 5 kOhm.

Alle Untersuchungen müssen jeweils mindestens einmal reproduziert werden.

Notizen:

2.3 SSEP – somatosensorisch evozierte Potentiale

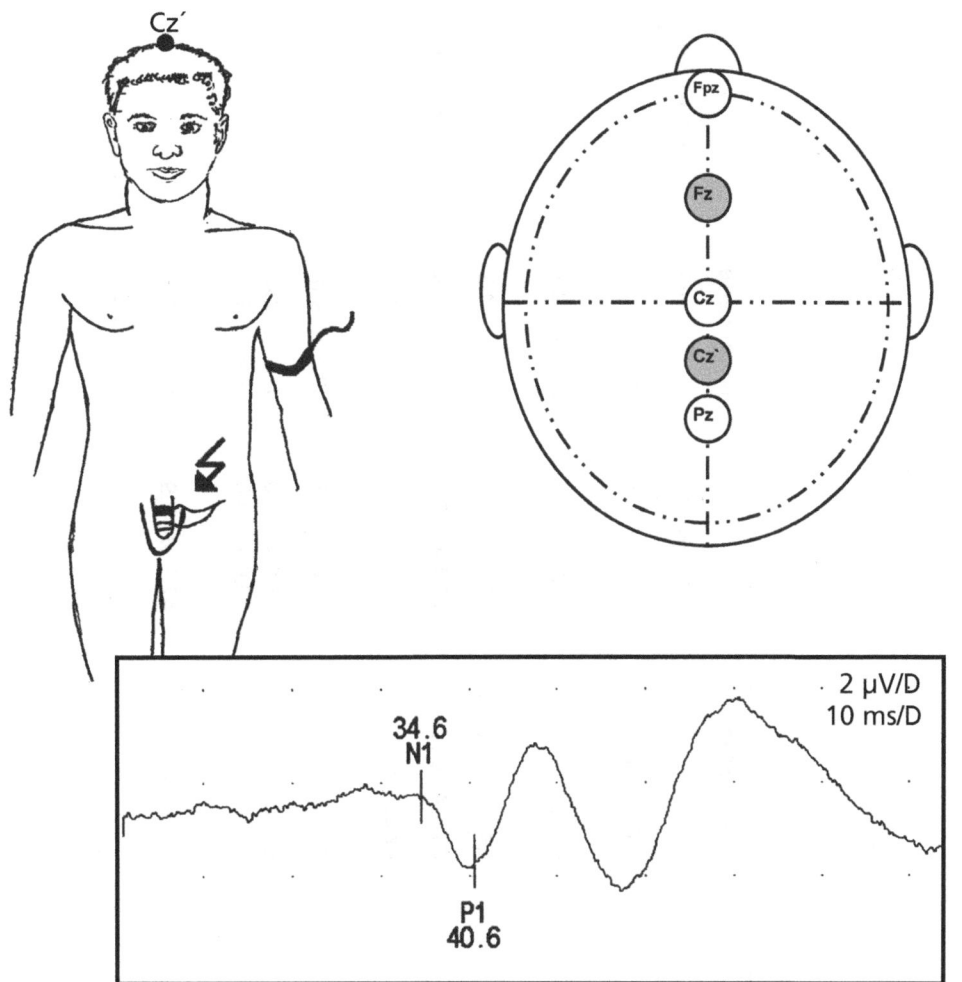

Abb. 83:
SEP nach Reizung des N. pudendus – männlicher Patient

Ableitorte	Latenzen (ms)		
	N1	P1	N2
Cz'–Fz männlich	35,5 +/– 3,0	42,3 +/– 2,0	53,0 +/– 2,6
weiblich	33,0 +/– 3,0	39,8 +/– 1,3	49,0 +/– 2,5

Tab. 24:
Normwerte SEP nach Reizung des N. pudendus

Die N. pudendus-Äste bei männlichen Patienten werden bei dieser Methode bilateral gereizt, eine Seitenlokalisation von Schädigungen ist in diesem Fall nicht möglich. Bei entsprechender Fragestellung können die Pudendusäste unilateral mit kleinen Plättchenelektroden gereizt werden.

Wichtig

Notizen:

Dermatom-SEP

Tab. 25: Dermatom-SEP

Dermatom	Reizort	Elektroden	Normwerte N1 (ms)	Normwerte P1 (ms)	Normwerte N1/P1 (µV)
C5	N. cutaneus antebrachii lateralis (2 cm distal der Ellenbeuge lateral)	C3'/C4' zu Fz	17,2 +/- 2,8	25,4 +/- 3,1	1,4 +/- 1,0
C6	Ringelektrode am Daumen oder R. superficialis nervi radialis am Processus styloideus radii	C3'/C4' zu Fz	19,9 +/- 1,5	27,6 +/- 2,7	2,3 +/- 1,8
C7	Ringelektrode am Endglied des Mittelfingers	C3'/C4' zu Fz	22,8 +/- 3,5	30,5 +/- 4,3	2,5 +/- 1,5
C8	Ringelektrode am kleinen Finger	C3'/C4' zu Fz	23,7 +/- 2,1	31,8 +/- 2,4	2,4 +/- 1,6
L4	N. saphenus an der Vorderkante der Tibia kurz oberhalb des Sprunggelenkes	Cz' zu Fz	31,6 +/- 3,7	39,7 +/- 5,7	1,4 +/- 1,3
L5	N. peroneus superficialis am Retinaculum extensorum	Cz' zu Fz	34,0 +/- 8,5	42,2 +/- 9,0	1,3 +/- 0,7
S2	N. pudendus: männlich weiblich	Cz' zu Fz	35,0 +/- 3,0 33,0 +/- 3,0	42,3 +/- 2,0 39,8 +/- 1,2	
S1	N. suralis oder N. tibialis (beim N. tibialis Mitreizung von S2)	Cz' zu Fz	42,2 +/- 3,9	49,9 +/- 3,9	

2.3 SSEP – somatosensorisch evozierte Potentiale

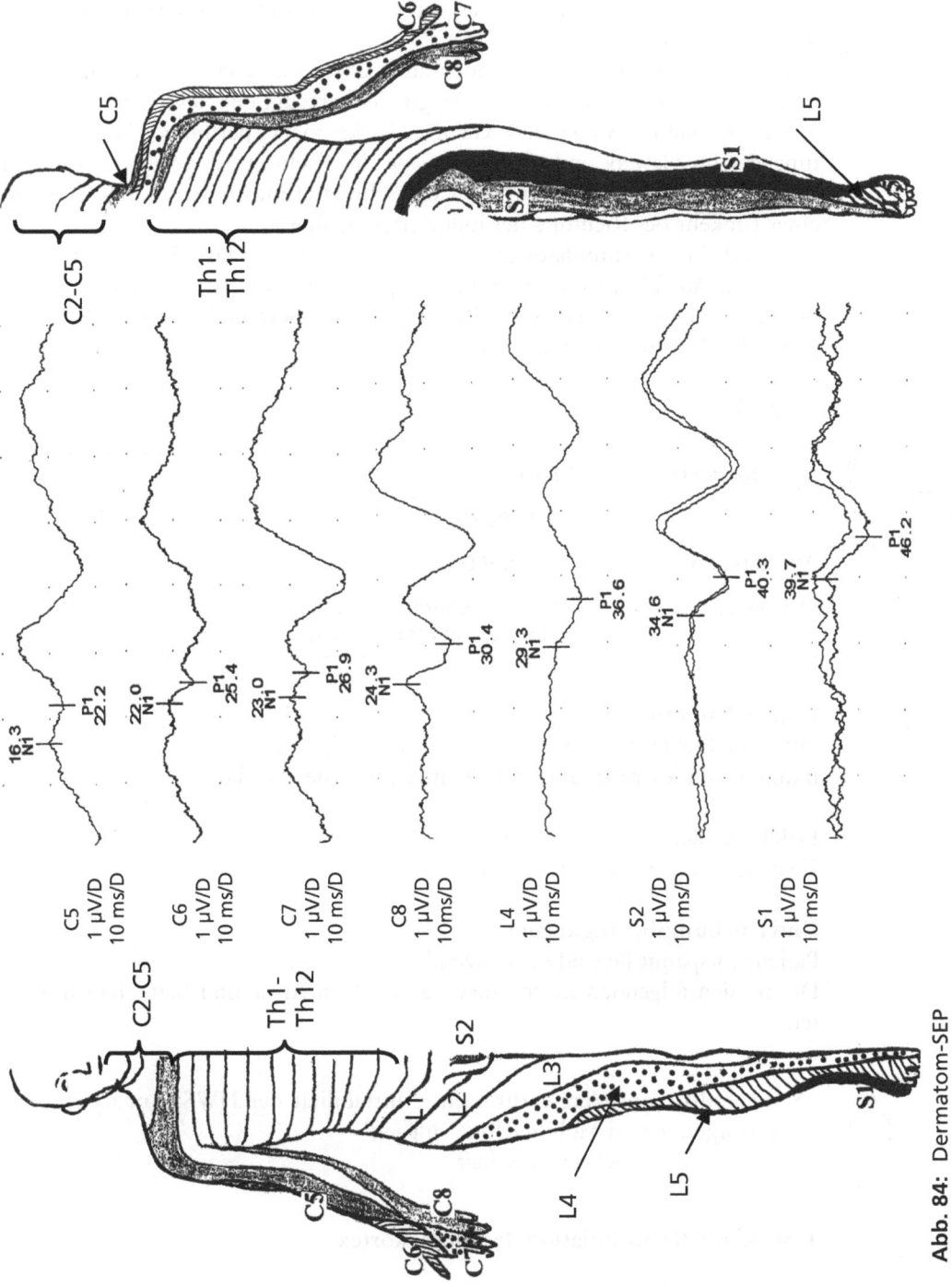

Abb. 84: Dermatom-SEP

2.4 Magnetisch evozierte Potentiale (MEP)

Die transkranielle Magnetstimulation ermöglicht nicht nur eine nicht-invasive Beurteilung der Pyramidenbahn sondern auch die Beurteilung der Funktion peripherer motorischer Nerven.

Gereizt werden mit einer Magnetspule (Rundspule oder auch Schmetterlingsspule) der Motorkortex, die Spinalnerven (zervikal und/oder lumbal), die peripheren Nerven oder auch die Hirnnerven.

Durch die Entladung des Kondensators über eine Magnetspule wird ein Magnetfeld von 2 Tesla induziert. Dieses evozierte Magnetfeld erzeugt ein elektrisches Feld in dem unter der Spule liegenden Gewebe (z.B. Gehirn, Rückenmark, peripherer Nerv). Dabei ist die Richtung der im Gewebe induzierten Ströme der Richtung der Spulenströme entgegengesetzt. Wird die Rundspule gewendet oder die Schmetterlingsspule um 180° gedreht, führt dies zu einer Umkehr der Richtung der induzierten Ströme.

Je nach Magnetstimulator unterscheidet man monophasische oder biphasische Reize. Die folgenden Ausführungen stellen die Magnetstimulation bei monophasischer Reizkonfiguration dar. Wichtig ist hierbei die Richtung der im Gewebe induzierten Ströme, welche bei biphasischer Reizung nicht zum Tragen kommt.

Technik:

Tab. 26: Technik Magnetisch evozierte Potentiale (MEP)

Ableitparameter	Werte
Filter	20–2.000 Hz
Verstärkung	0,5–5 mV/D
Analysezeit	obere Extremitäten 100 ms untere Extremitäten 200 ms

Elektrodenposition:
differente Elektrode: über der motorischen Endplatte
indifferente Elektrode: über dem Sehnenansatz des Muskels

Erdelektrode:
Zwischen Reizung und Ableiteort

Untersuchungsbedingungen:
Patient entspannt liegend oder sitzend
Die auf den folgenden Zeichnungen gestreckten Arme und Beine haben nur Modellcharakter.

Wichtig

> Kontraindikation: Herzschrittmacher, Instabilität der HWS, Aneurysmaclips, Scheckkarten, Hörgeräte und Mobiltelefone ablegen
> *Risiko:* Epilepsie, Schwangerschaft

Transkranielle Stimulation des Motorkortex

- *Schwellenwertbestimmung*
  Bei entspanntem Zielmuskel: Erhöhung der Reizstärke bis eine reproduzierte Potentialauslenkung erscheint, oder Bestimmung der aktiven Reizschwelle: 10 % der optimalen Muskelanspannung des Patienten und in 5 %-Schritten Steigerung der Reizstärke (bei ca. 50 µV Amplitude, Spitze zur Spitze) bis keine wesentliche Latenz- und/oder Amplitudenerhöhung mehr auftritt

- *Stimulation*
  Mit 120 % des ermittelten Schwellenwertes und vorinnerviertem Zielmuskel (10–20 % der Maximalkraft), bei paralytischen Extremitäten den Muskel gedanklich oder die Gegenseite anspannen lassen, 4–5 MEP je Zielmuskel mit einem Intervall von mindestens 5 s
- *Bewertung*
  kürzeste Latenz, größte Amplitude

Spinale Wurzelstimulation (zervikal/lumbal)

- *Schwellenwertbestimmung*
  nicht nötig
- *Stimulation*
  Keine Vorinnervation, geringe Stimulationsintensität, je stärker die Stimulationsintensität, desto größer die Gefahr, dass sich der Reizpunkt weiter distal verschiebt, Darstellung von 4–5 Reizantwortpotentialen je Zielmuskel
- *Bewertung*
  Die längste peripher motorische Antwort wird gewertet, die Größe der Amplituden wird nicht gewertet

Hirnnerven-Stimulation

- *Schwellenwertbestimmung*
  Mit einer Reizintensität bis die Latenz des MEP die kürzeste Latenz erreicht
- *Stimulation peripher*
  Ohne Anspannung des Zielmuskels, ca. 40–50 % der Spulenleistung
- *Stimulation zentral*
  10–20 % Willkürinnervation des Zielmuskels bis keine weitere Latenz- bzw. Amplitudenzunahme des MEP zu verzeichnen ist (bei ca. 60–70 % der Spulenleistung)
- *Bewertung*
  Kürzeste Latenz und größte Amplitude

Transkutane Magnetstimulation peripherer Nerven

- *Schwellenwertbestimmung*
  Mit einer Feldstärke bis ein reproduzierbares Antwortpotential erscheint (bei hohen Stimulationsstärken Miterregung der umgebenen Muskeln)
- *Stimulation*
  Seitlicher Spulenrand über dem jeweiligen Nerv
- *Bewertung*
  Eine Bestimmung der Nervenleitgeschwindigkeit ist zu ungenau, bestimmt wird nur die Latenz im Seitenvergleich

2.4.1 Transkranielle Magnetstimulation des Motorkortex (KML)

Die Spulenstromrichtung entspricht der technischen Stromrichtung.

Die angegebenen Spulenpositionen dienen nur zur Orientierung. Erhält man in der angegebenen Spulenposition keine befriedigende Reizantwort, sollte die Positionierung der Spule so lange verändert werden (ein paar Zentimeter nach links/rechts oder vorn/hinten), bis man die erregbaren zerebralen Strukturen optimal stimulieren kann.

Die auf den folgenden Zeichnungen gestreckten Arme und Beine haben nur Modellcharakter (▶ Abb. 83).

2 Evozierte Potentiale

Stimulation der oberen Extremitäten mit der Rundspule

Abb. 85: Stimulation der oberen Extremitäten mit der Rundspule

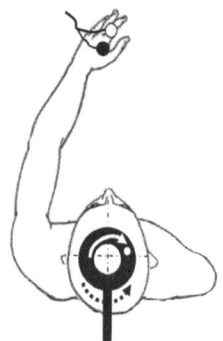

Spulenposition: geometrischer Mittelpunkt der Spule über Cz

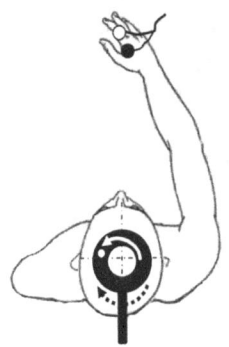

Stimulation der oberen Extremitäten mit der Schmetterlingsspule

Abb. 86: Stimulation der oberen Extremitäten mit der Schmetterlingsspule

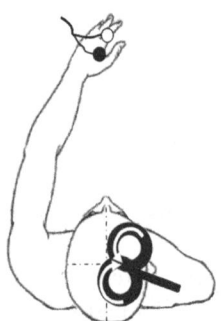

Spulenzentrum: C3/C4
4–5 cm kontralateral zum Zielmuskel und 1 cm anterior von Cz

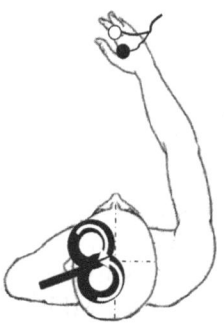

Notizen:

2.4 Magnetisch evozierte Potentiale (MEP)

Stimulation der unteren Extremitäten mit der Rundspule

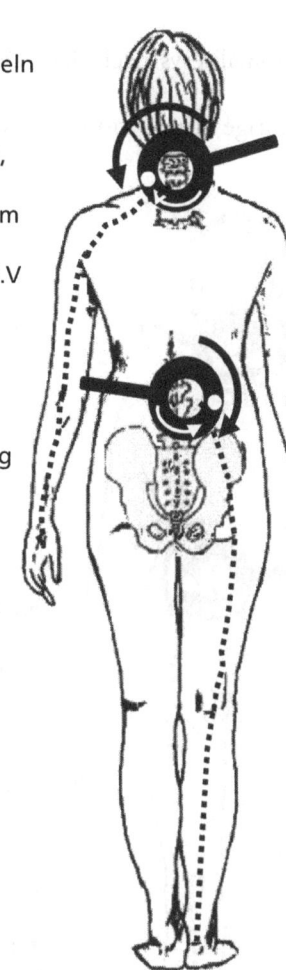

Reizung der Zervikalwurzeln

Spulenposition:
untere Spulenwindungen,
Mittellinie oder 1–2 cm
paramedian ipsilateral zum
Zielmuskel
über HWK 7 (M. abd. digi.V
und M. abd. poll. brevis)
über HWK 5 (M. biceps
brachii)

z. B. M. inteross. dors. I
links: Spulenstromrichtung
im Uhrzeigersinn.

Zur Stimulation des
M. inteross. dor. I rechts
muss die Spule gewendet
werden.

Reizung der Lumbalwurzeln

Spulenposition:
untere Spulenwindungen,
Mittellinie oder 1–2 cm
paramedian ipsilateral zum
Zielmuskel
über LWK 4-5 (M. tib. ant)
über LWK 5-SWK 1
(M. ext. digi. brevis)

z. B. M. tib. ant. rechts:
Spulenstromrichtung gegen
den Uhrzeigersinn.

Zur Stimulation des
M. tib. ant. links muss die
Spule gewendet werden.

Abb. 87: Stimulation der unteren Extremitäten mit der Rundspule

Stimulation der unteren Extremitäten mit der Schmetterlingsspule

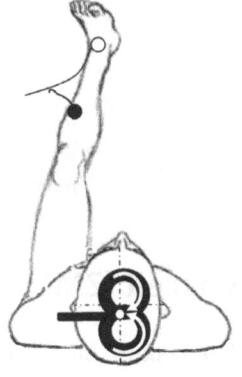 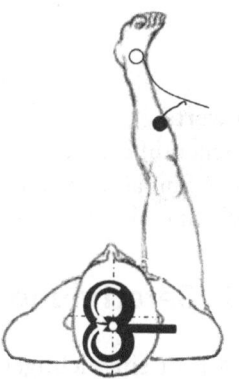

Spulenzentrum
ca. 1,5 cm kontralateral
zum Zielmuskel und
1–2 cm hinter Cz

Abb. 88: Stimulation der unteren Extremitäten mit der Schmetterlingsspule

Notizen:

2.4.2 Spinale Wurzelstimulation (peripher motorische Latenz/ PML)

Magnetische Reizung des proximalen Spinalnervs nach dem Durchtritt durch das Foramen intervertebrale.
Eine Vorinnervation ist nicht nötig, niedrige Stimulationsintensität.

Abb. 89: Reizung der Zervikal- und Lumbalwurzeln

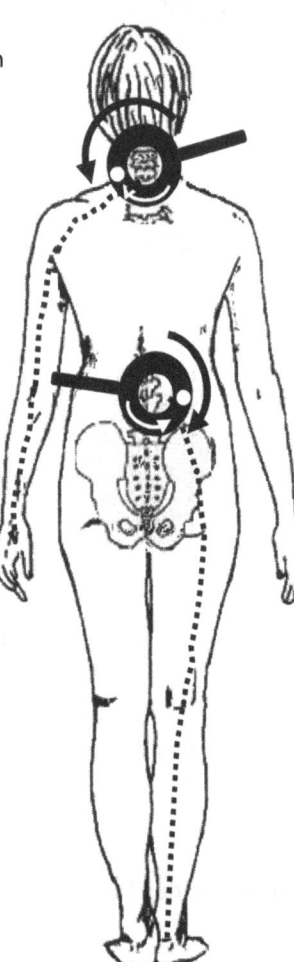

Reizung der Zervikalwurzeln

Spulenposition:
untere Spulenwindungen, Mittellinie oder 1–2 cm paramedian ipsilateral zum Zielmuskel
über HWK 7 (M. abd. digi.V und M. abd. poll. brevis)
über HWK 5 (M. biceps brachii)

z. B. M. inteross. dors. I links: Spulenstromrichtung im Uhrzeigersinn.

Zur Stimulation des M. inteross. dor. I rechts muss die Spule gewendet werden.

Reizung der Lumbalwurzeln

Spulenposition:
untere Spulenwindungen, Mittellinie oder 1–2 cm paramedian ipsilateral zum Zielmuskel
über LWK 4-5 (M. tib. ant)
über LWK 5-SWK 1 (M. ext. digi. brevis)

z. B. M. tib. ant. rechts: Spulenstromrichtung gegen den Uhrzeigersinn.

Zur Stimulation des M. tib. ant. links muss die Spule gewendet werden.

Normwert:
PML-Seitendifferenz:
zervikale Spinalnerven: 0,5 bis 1,4 ms,
lumbale Spinalnerven: 3,0 bis 4,1 ms

2.4.3 Berechnung der zentral motorischen Latenzzeit (ZML)

Die ZML ist ein wichtiger Wert zur Beurteilung des kortikospinalen Traktes. Sie ist die Differenz aus der kortikomuskulären Leitungszeit (KML) und der peripher motorischen Leitungszeit (PML) und muss errechnet werden.

KML − PML = ZML

Die KML erhält man nach magnetischer transkranieller Stimulation des Motorkortex.
Die PML erhält man nach magnetischer Stimulation des proximalen Spinalnervs nach dem Durchtritt durch das Foramen intervertebrale.
Die PML kann aber auch mit der F-Wellenmethode (▶ Kap. 4) ermittelt werden.

Magnetische Stimulation des proximalen Spinalnervs und Berechnung der ZML

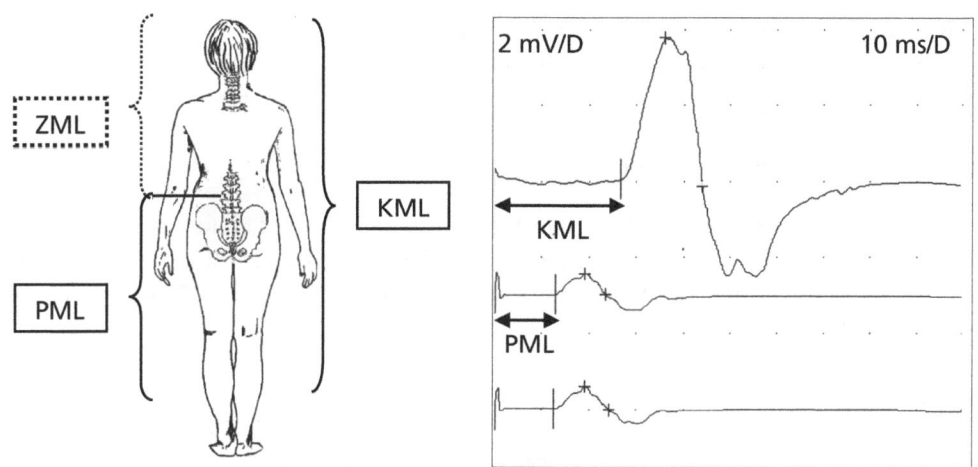

Abb. 90:
Beispiel für den
M. tibialis anterior

- Kürzeste Latenz der KML nach 4–5 Reizantworten: 26,7 ms
- Längste Latenz der PML nach 4–5 Reizantworten: 12,9 ms

KML − PML = ZML

26,7 ms − 12,9 ms = 13,8

Bestimmung der PML mittels F-Wellen-Methode und Berechnung der ZML

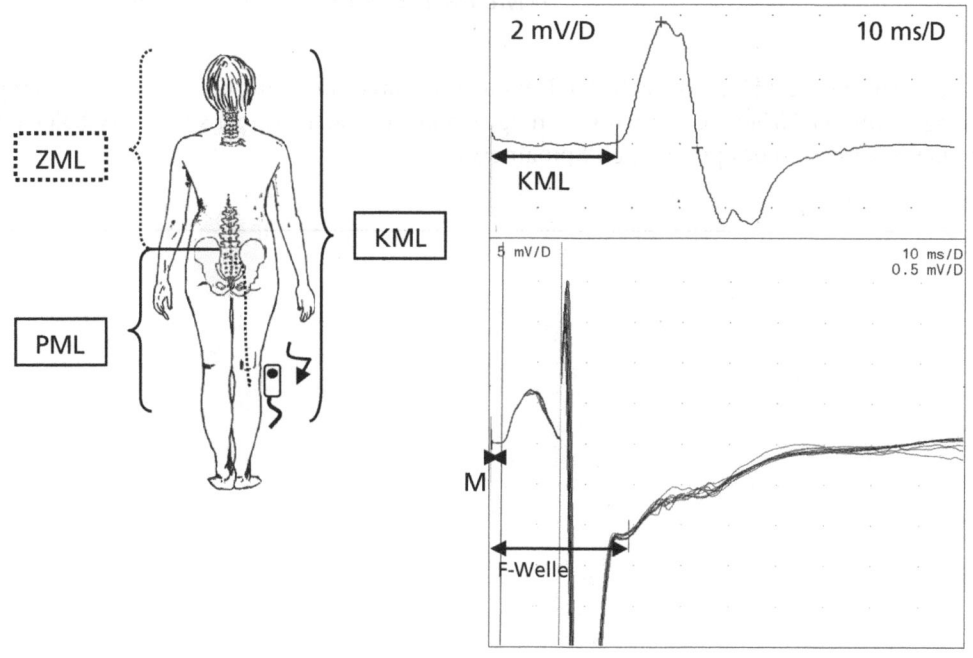

Abb. 91:
Beispiel für
M. tibialis anterior

Bestimmung der F-Welle (▶ Kap. 4) für den:

- M. tibialis anterior – N. peroneus am Fibulaköpfchen
- M. extensor digitorum brevis – N. peroneus in Höhe Sprunggelenk
- M. interosseus dorsalis I – N. ulnaris am Handgelenk
- M. abductor digiti V – N. ulnaris am Handgelenk
- M. abductor pollicis brevis – N. medianus am Handgelenk

Beispiel

Kürzeste Latenz von 10 F-Wellenantworten: 26,6 ms
M-Latenz: 2,5 ms

(F – Latenz + M – Latenz – 1 ms) x 0,5 = PML
26,6 ms + 2,5 ms – 1 ms) x 0,5 = 14,05 ms

KML – PML = ZML
26,7 ms – 14,05 ms = 12,65 ms

Die Berechnung der PML mittels F-Wellen-Methode weist, da die Latenzzeit bis zum Alpha-Motorneuron gemessen wird, eine höhere Genauigkeit auf. Bei der Bestimmung der PML mittels Magnetspule erfolgt die Stimulation des Spinalnervs erst in der Nähe des Foramen intervertebrale.

Abb. 92:
Bestimmung der PML

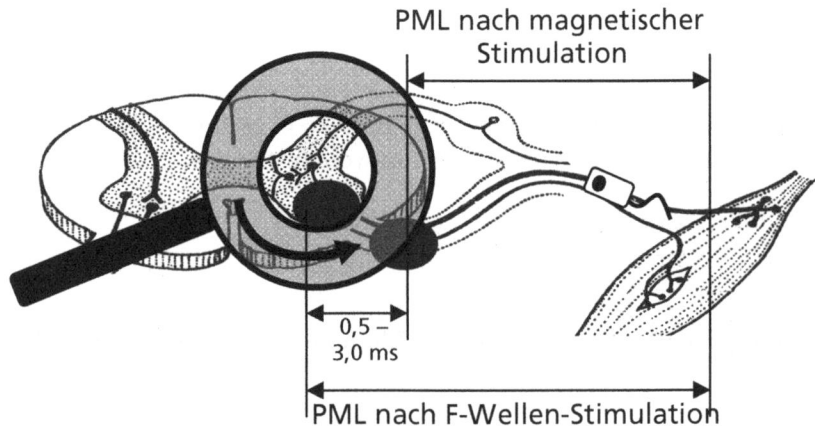

Die Bestimmung der PML ist nach der F-Wellen-Stimulation somit ca. 0,5 bis 3 ms länger (abhängig von der Größe des Spinalnervensegmentes) als nach magnetischer zervikaler bzw. lumbaler Stimulation des proximalen Spinalnervs.

Notizen:

2.4.4 Beurteilung der Reizantworten

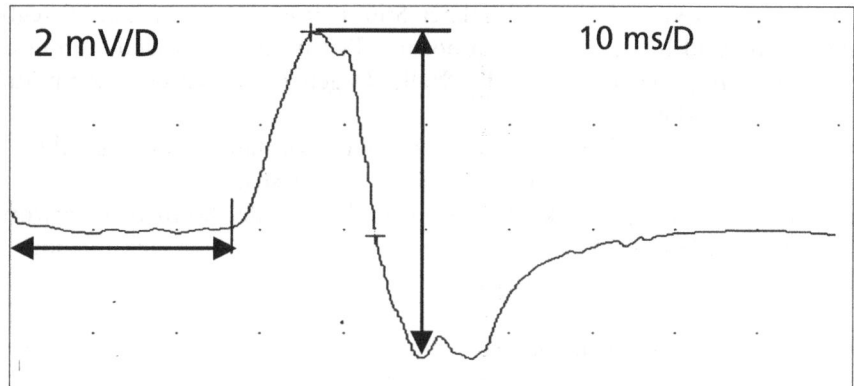

Abb. 93:
Beurteilung der Reizantworten

- Latenz der Amplituden-Seitenunterschiede zwischen rechts und links bewerten (auch innerhalb der Normwerte!)
- Amplitudengröße, 1. negativer Ausschlag und 1. positiver Ausschlag
- Amplituden im Seitenvergleich
- Amplitudenquotient SMAP (TMS)/SMAP (peripher), obere Extremitäten 15 %, untere Extremitäten 10 %

Muskel	Gesamtlatenz (ms)	PML (ms)	ZML (ms)
M. interosseus dorsalis I	25,5	18,5	9,3
M. biceps brachii	14,5	9,5	8,5
M. vastus medialis	27,0	16,0	18,1
M. tibialis anterior	38,0	20,5	20,9
M. extensor digi. brevis	49,1	29,3	23,3

Tab. 27: Normwerte

Die in der Tabelle angegebenen Werte sind orientierende Maximal-Normwerte. Jedes Labor sollte eigene Normwerte erstellen.

PML-Seitendifferenz

- Zervikale Spinalnerven: 0,5 bis 1,4 ms
- Lumbale Spinalnerven: 3,0 bis 4,1 ms

ZML Seitendifferenz

- obere Extremitäten 2 ms,
- untere Extremitäten 3 ms (auch innerhalb der Normwerte)

Körpergröße und Alter des Patienten beachten.
Amplitudendifferenzen über 50 % im Seitenvergleich müssen als pathologisch gewertet werden.

2.4.5 Magnetische Stimulation des N. fazialis

Vorgestellt wird hier die Fazialisdiagnostik mittels elektrischer und magnetischer Stimulation. Die Indikation dieser Untersuchung ergibt sich bei Patienten mit einer klinisch manifesten Fazialisparese. Die transkranielle Magnetstimulation ermöglicht eine Differenzierung zwischen einer isolierten zentralen und einer peripheren, inkompletten Fazialisparese.

Schon bei einer leichten peripheren ideopathischen Fazialisparese kommt es bereits nach wenigen Stunden der Erkrankung zu einer hochgradigen Amplitudenminderung bis zum Potentialausfall bei transkranieller kanalikulärer Stimulation. Die elektrische Erregbarkeit des N. fazialis am Mastoid hingegen ist noch normal. Erst nach 7–10 Tagen kommt es bei elektrischer Stimulation, je nach Ausmaß der Waller-Degeneration, zu einer Amplitudenabnahme bei partieller Schädigung.

Auch wenn sich die periphere Fazialisparese wieder vollständig zurückgebildet hat, ist die kanalikuläre Unter- oder Unerregbarkeit oft noch nachweisbar.
Bei einer zentralen Fazialisparese kommt es zur Reduktion des kortikalen Antwortpotentials bis zum Potentialausfall. Auch wenn die KML verlängert ist, lässt sich oft noch eine PML und DML mit normaler Latenz registrieren.

Bei Stimulation des N. fazialis kann vom

- M. nasalis (Nasenflügel),
- M. orbicularis oris (lateral des Mundwinkels),
- M. buccinator (Wangeninnenseite) oder auch vom
- M. levator labii superioris (Nasolabialfalte) abgeleitet werden.

Der M. frontalis (zu nahe an der Reizspule/Reizartefakt) und der M. orbicularis occuli (der Blinkreflex wird ausgelöst) sind weniger gut geeignet.
Bewertet wird die KML (kortikomuskuläre Latenz), die PML (peripher motorische Latenz und die DML (distal motorische Latenz).
Die magnetische Reizung des N. trigeminus und des N. hypoglossus ist nur mit speziellen Ableitelektroden möglich und ableittechnisch schwierig.

Elektrische Stimulation des distalen N. fazialis am Foramen stylomastoideum und Ableitung vom M. nasalis

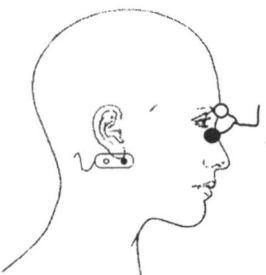
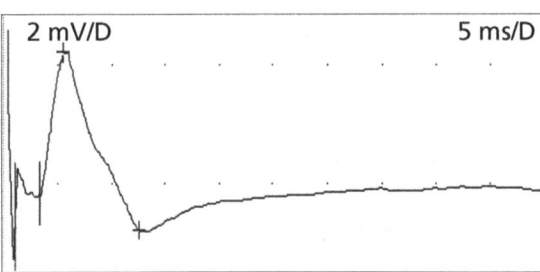

Abb. 94: Bestimmung der DML

Magnetische transkranielle kanalikuläre Stimulation des proximalen N. fazialis und Ableitung von M. nasalis

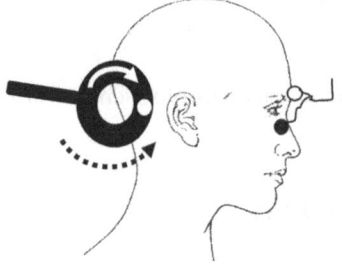
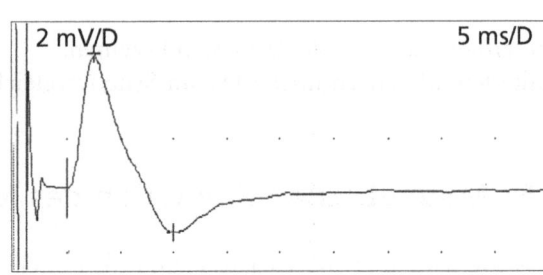

Abb. 95: Bestimmung der PML

PML-Bestimmung: transkranielle kanalikuläre Stimulation parieto-occipital ipsilateral (Stimulation im proximalen Abschnitt des Kanalis fazialis), keine Vorinnervation, (40 %–50 % der Spulenleistung).
Die PML ist ca. 1,5 ms länger als die DML nach elektrischer Stimulation.

Magnetische Stimulation des primären motorischen Kortex und Ableitung vom M. nasalis

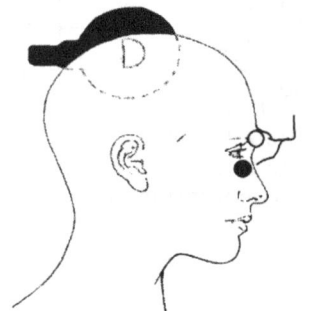
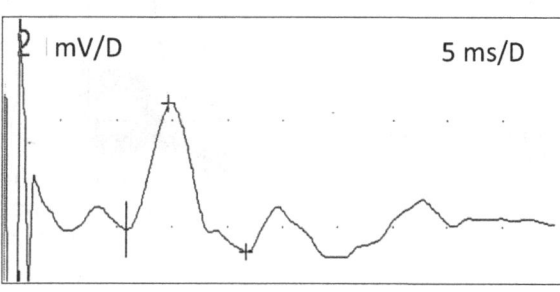

Abb. 96:
Bestimmung der KML

KML-Bestimmung: primär motorischer Kortex, 2 bis 5 cm lateral des Vertex, kontralateral zum Zielmuskel, Vorinnervation, Stimulationsintensität erhöhen bis keine weitere Latenzabnahme mehr zu verzeichnen ist (ca. bei 60–70 % der Spulenleistung).

Spulenposition bei magnetischer Stimulation des primär motorischen Kortex und Ableitung vom M. nasalis.
2 bis 5 cm lateral des Vertex, kontralateral zum Zielmuskel.

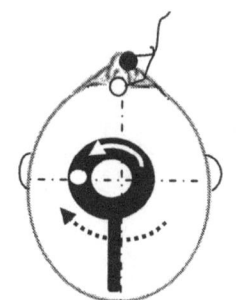
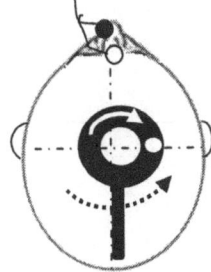
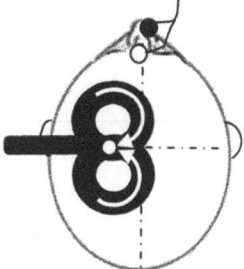
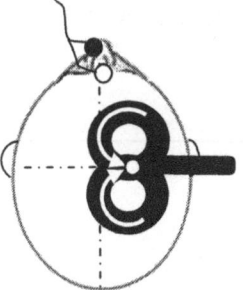

Abb. 97:
Spulenposition bei magnetischer Stimulation

Die Spulenstromrichtung entspricht der technischen Stromrichtung.
Die angegebenen Spulenpositionen dienen nur zur Orientierung. Erhält man in der angegebenen Spulenposition keine befriedigende Reizantwort, sollte die Positionierung der Spule so lange verändert werden (ein paar Zentimeter nach links/rechts oder vorn/hinten), bis man die erregbaren zerebralen Strukturen optimal stimulieren kann.

Notizen:

Abb. 98:
Schematischer Untersuchungsablauf

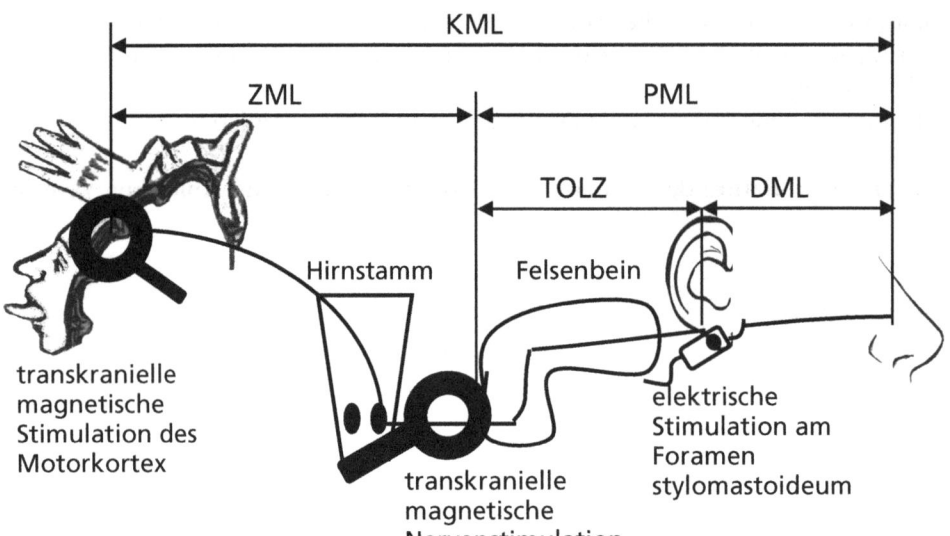

Tab. 28: Normwerte	DML	TOLZ	KML	PML	ZML
	distal motorische Latenz	transossäre Leitungszeit	kortiko- muskuläre Leitungszeit	peripher motorische Leitungszeit	zentral motorische Leitungszeit
	3,7 +/− 0,4	1,5 +/− 0,2	11,0 +/− 1,0	4,9 +/− 0,5	5,7 +/− 0,5

Wichtig

Amplitudendifferenzen um mehr als 50 % im Seitenvergleich sind als pathologisch zu werten.
Beurteilt werden immer die kürzeste Latenz und die größte Spitze-zu-Spitze-Amplitude des MEP.
Laboreigene Normwerte müssen erstellt werden.

Notizen:

2.4.6 Transkutane Magnetstimulation peripherer Nerven

Wenn es nicht möglich ist, periphere Nerven mit der klassischen Neurographie zu untersuchen, wäre die transkutane Magnetstimulation eine Indikation.

Mit geringer Schmerzhaftigkeit kann man mit dieser Untersuchungsmethode z.B. tiefliegende Nerven erreichen.

Stimuliert wird immer im Seitenvergleich. Gereizt wird mit einer Feldstärke bis ein reproduzierbares Antwortpotential erscheint (bei hohen Stimulationsstärken Miterregung der benachbarten Muskeln).

Beurteilt wird die DML im Seitenvergleich. Die gesunde Seite gilt als Referenzwert.

Eine NLG kann nicht bestimmt werden, da die Lokalisation der Stimulationsorte sehr ungenau und eine supramaximale Stimulation nicht möglich ist.

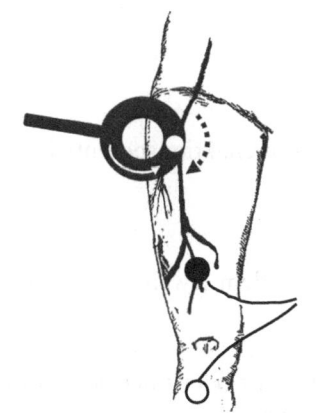 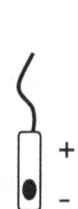 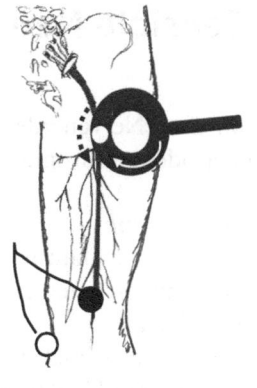

Abb. 99: Transkutane Magnetstimulation peripherer Nerven – Beispiel

N. femoralis rechts   N. ischiadicus links

Bei Verwendung der runden Spule müssen die äußeren Spulenwindungen tangential zum Nervenverlauf liegen. Der Spulenstrom soll in proximaler Richtung laufen. Bei der Magnetstimulation sind die im Gewebe induzierten Ströme der Richtung der Spulenströme entgegengesetzt.

Notizen:

3 Neurographie

Periphere Nerven werden elektrisch oder physiologisch gereizt und das elektrische Antwortpotential bestimmt und ausgewertet.

3.1 Sensible Neurographie

Stimulation eines Nerven oder der Haut und Ableitung sensibler Nervenaktionspotentiale in orthodromer oder antidromer Technik.

- *Orthodrome Technik*
  Der Nerv oder die Haut wird distal stimuliert und proximal über dem jeweiligen Nerven das Nervenantwortpotential abgeleitet.
- *Antidrome Technik*
  Der Nerv wird proximal stimuliert und in seinem distalen Abschnitt oder über dem vom Nerven versorgten Hautareal das Nervenantwortpotential abgeleitet.

Technik:

Tab. 29: Technik Sensible Neurographie

Ableitparameter	Werte
Filter	100 Hz bis 10 kHz
Verstärkung	2–10 µV/D
Zeitablenkung	1–2 ms/D
Reizbreite:	0,1 oder 0,2 ms
Reizstärke	supramaximal
Reizfrequenz	1–3/s
Averaging	ca. 20 Überlagerungen

Untersuchungsbedingungen:
Patient liegend oder sitzend, entspannte Haltung.

Erdelektrode:
Immer zwischen Reiz- und Ableitelektrode.
Die optimale Distanz zwischen Anode und Kathode bei Ringelektroden sind 3–4 cm.

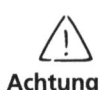
Achtung

Die Leitgeschwindigkeit der sensiblen Nerven ist abhängig von der Hauttemperatur.
Die Hauttemperatur sollte mindestens 34°C betragen.
Die Leitgeschwindigkeit der Nerven verringert sich um 1,1–2,25 m/s pro 1°C Temperaturabnahme, Zunahme der Latenz um 0,2–0,4 ms.

Ab dem 60. Lebensjahr kommt es zu einer deutlichen Abnahme der sensiblen Nervenleitgeschwindigkeit und zu einer Verlängerung der Latenz.

> Die in den Normwerttabellen angegebenen Mittelwerte für die Amplituden gelten für die antidrome Ableittechnik und werden bei Routineuntersuchungen nicht immer erreicht. In diesem Fall sollte die Ableitung der sensiblen Neurographie im Seitenvergleich erfolgen, die klinisch gesunde Seite gilt als Befundkontrolle.

Wichtig

Unterscheidung prä- und postganglionärer Nervenläsionen
Bei einer Schädigung proximal (präganglionär) des Spinalganglions (z. B. im Wurzelbereich) lassen sich die sensiblen Nervenantwortpotentiale unverändert ableiten, obwohl die Patienten mitunter erhebliche sensible Störungen angeben.

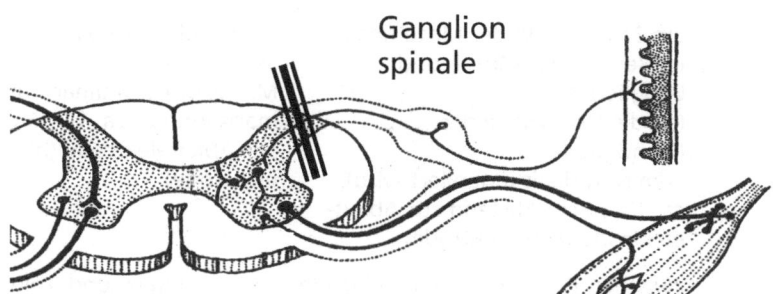

Abb. 100: Präganglionäre Nervenläsionen

Bei einer Schädigung distal (postganglionär) des Spinalganglions (Plexus oder peripherer Nerv) tritt, je nach Ausmaß der Schädigung, eine Amplitudenreduktion (bis zum Amplitudenausfall) auf. Eine Seitendifferenz der Amplituden über 50 % ist als pathologisch zu werten.

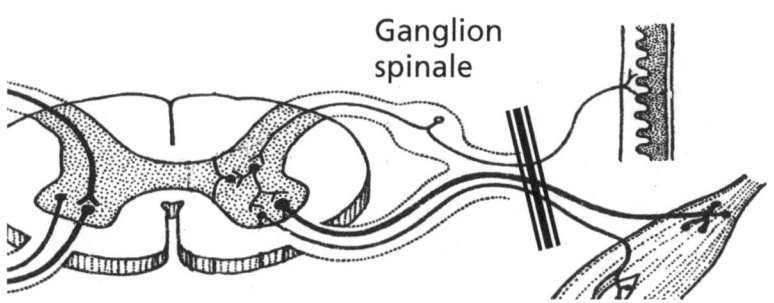

Abb. 101: Postganglionäre Nervenläsionen

Notizen:

3.1.1 N. medianus

Tab. 30: N. medianus

Elektrode	Orthodrome Technik	Antidrome Technik
Ableitelektrode: (different)	am Handgelenk zwischen den Sehnen des M. flexor carpi ulnaris und M. palmaris longus (Oberflächenelektrode)	2. und/oder 3. Finger im Bereich des Mittel- oder Endgliedes, Kathode Richtung proximal (Ringelektrode)
Referenzelektrode: (indifferent)	in gleicher Höhe der Ableitelektrode 3–4 cm ulnar (Oberflächenelektrode) oder: im Nervenverlauf, ca. 3–5 cm proximal der Ableitungselektrode (Oberflächenelektrode)	3–4 cm entfernt distal der Ableitelektrode (Ringelektrode)
Stimulationselektrode:	am Zeige- und/oder Mittelfinger im Bereich des Mittel- und Endgliedes (da die Dorsalseite des Grundgliedes vom N. radialis innerviert wird), ca. 13–15 cm Abstand zur Ableitelektrode (Ringelektrode)	am Handgelenk zwischen den Sehnen des M. flexor carpi ulnaris und M. palmaris longus, ca. 13–15 cm Abstand zur Ableitelektrode (bipolare Reizelektrode)
Erdelektrode:	zwischen Reiz- und Ableitelektrode	zwischen Reiz- und Ableitelektrode

Notizen:

3.1 Sensible Neurographie

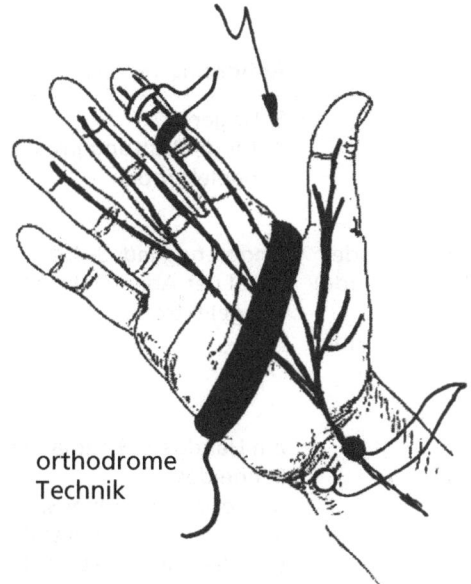
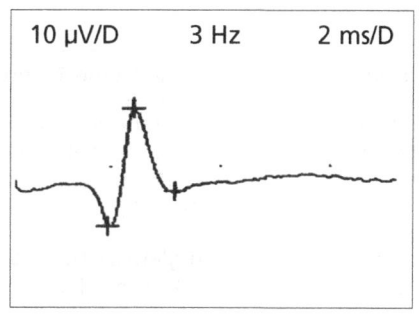

nach orthodromer Stimulation

orthodrome Technik

antidrome Technik

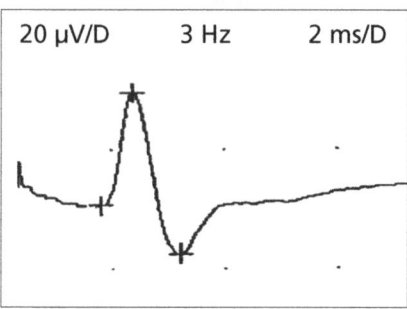

nach antidromer Stimulation

Abb. 102:
N. medianus – Orthodrome und antidrome Stimulation

	Nervenleitgeschwindigkeit		Amplitude	
	Mittelwert	unterer Grenzwert	Mittelwert	unterer Grenzwert
N. medianus	55,0 m/s	43,0 m/s	12,1 µV	2,0 µV

Tab. 31: Normwerte N. medianus

Die Amplituden der sensiblen NLG bei antidromer Technik sind höher als bei der orthodromen Technik. Dafür ist bei der orthodromen Technik die Artefaktüberlagerung nicht so stark, außerdem lassen sich bei dieser Technik auch Spätpotentialanteile erfassen.

Wichtig

Notizen:

3.1.2 N. ulnaris

Tab. 32: N. ulnaris

Elektrode	Orthodrome Technik	Antidrome Technik
Ableitelektrode: (different)	am Handgelenk radial der Sehne des M. flexor carpi ulnaris (Oberflächenelektrode)	5. Finger Kathode Richtung proximal (Ringelektrode)
Referenzelektrode: (indifferent)	in gleicher Höhe der Ableitelektrode 3–4 cm medial (Oberflächenelektrode) oder: im Nervenverlauf, ca. 3–5 cm proximal über der Ableitelektrode (Oberflächenelektrode)	Fingerendglied, 3–4 cm distal der Ableitelektrode (Ringelektrode)
Stimulationselektrode:	5. Finger, Kathode Richtung proximal (Ringelektrode)	am Handgelenk radial der Sehne des M. flexor carpi ulnaris, Kathode Richtung distal (bipolare Reizelektrode)
Erdelektrode:	zwischen Reiz- und Ableitelektrode	zwischen Reiz- und Ableitelektrode

Notizen:

3.1 Sensible Neurographie

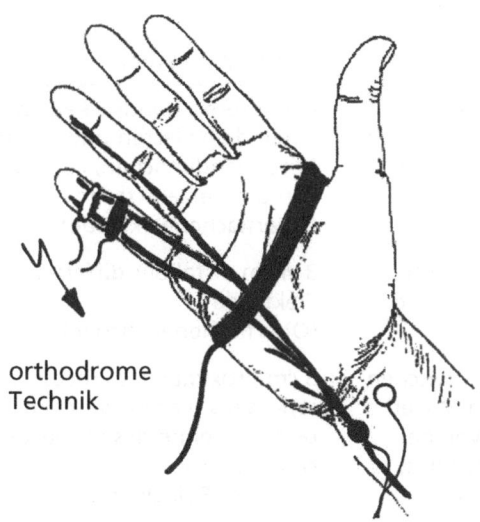

orthodrome Technik

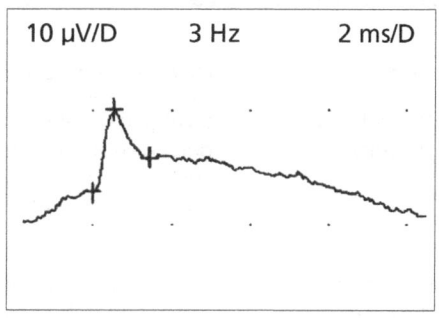

10 µV/D   3 Hz   2 ms/D

nach orthodromer Stimulation

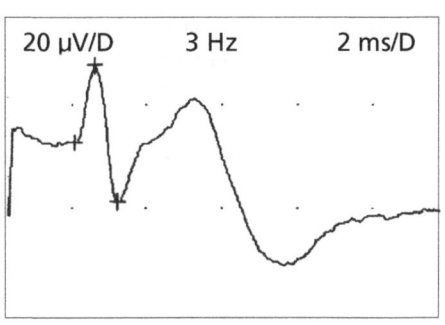

20 µV/D   3 Hz   2 ms/D

nach antidromer Stimulation

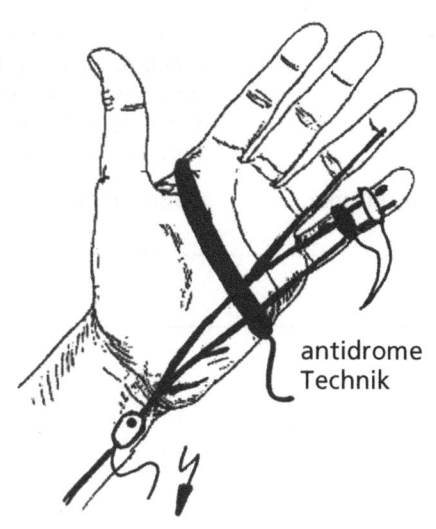

antidrome Technik

Abb. 103:
N. ulnaris – Orthodrome und antidrome Stimulation

	Nervenleitgeschwindigkeit		Amplitude	
	Mittelwert	unterer Grenzwert	Mittelwert	unterer Grenzwert
N. ulnaris	54,1 m/s	43,1 m/s	10,0 µV	2,0 µV

Tab. 33: Normwerte N. ulnaris

Die Amplituden der sensiblen NLG bei antidromer Technik sind höher als bei der orthodromen Technik.
Dafür ist bei der orthodromen Technik die Artefaktüberlagerung nicht so stark, außerdem lassen sich bei dieser Technik auch Spätpotentialanteile erfassen.
Bei der antidromen supramaximalen Reizung kann ein volumenumgeleitetes motorisches Potential auftreten.

Wichtig

Notizen:

3.1.3 Ramus dorsalis nervi ulnaris

Tab. 34: Ramus dorsalis nervi ulnaris

Elektrode	Orthodrome Technik	Antidrome Technik
Ableitelektrode: (different)	5 cm proximal des Processus styloideus ulnaris zwischen Ulna und der Sehne des M. flexor carpi ulnaris (Oberflächenelektrode)	am unteren Handrücken zwischen dem vierten und fünften Mittelhandknochen, ca. 8 cm von der Reizelektrode entfernt (Oberflächenelektrode)
Referenzelektrode: (indifferent)	3–4 cm proximal der differenten Elektrode (Oberflächenelektrode)	3–4 cm distal der differenten Elektrode (Oberflächenelektrode)
Stimulations- elektrode:	am unteren Handrücken zwischen dem vierten und fünften Mittelhandknochen, ca. 8 cm von der differenten Elektrode entfernt, Kathode Richtung proximal (bipolare Reizelektrode)	5 cm proximal des Processus styloideus ulnaris zwischen Ulna und der Sehne des M. flexor carpi ulnaris (bipolare Reizelektrode)
Erdelektrode:	zwischen Reiz- und Ableitelektrode	zwischen Reiz- und Ableitelektrode

Notizen:

3.1 Sensible Neurographie

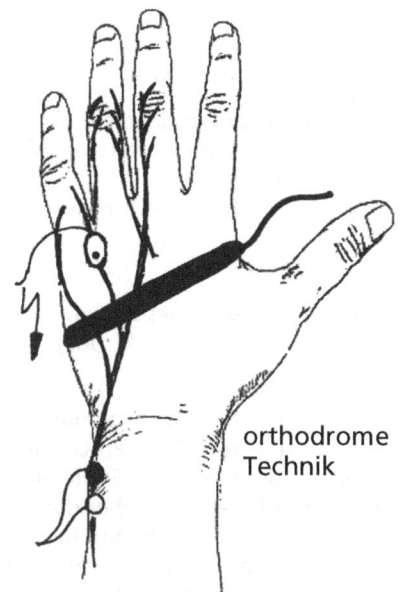

orthodrome Technik

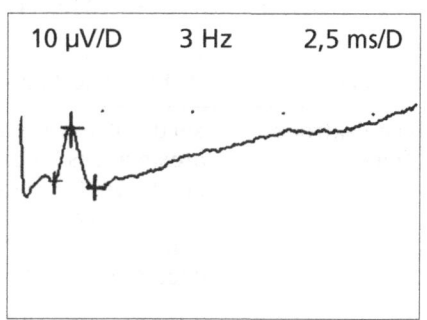

nach orthodromer Stimulation

Abb. 104:
Ramus dorsalis nervi ulnaris – Orthodrome und antidrome Stimulation

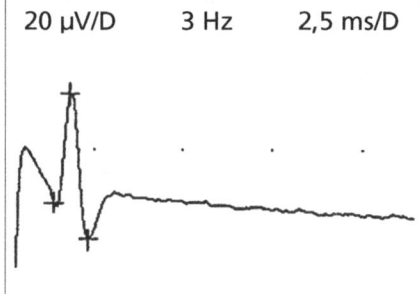

nach antidromer Stimulation

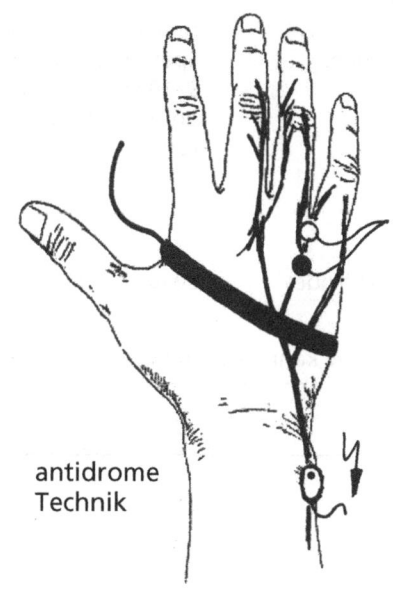

antidrome Technik

Die Ableitung des Ramus dorsalis nervi ulnaris empfiehlt sich bei Schädigungen des N. ulnaris.
Sie erleichtert eine Differenzierung von Läsionen des Nerven in Höhe des Handgelenks und einer proximalen Schädigung, da dieser sensible Ast des N. ulnaris bei Ulnarisläsionen in Höhe des Handgelenks nicht betroffen ist (z. B. bei einer Loge de Guyon, (▶ Kap. 3.2.2), sondern nur bei proximal davon lokalisierten Schädigungen.
Der Ramus dorsalis nervi ulnaris sollte zur Beurteilung immer im Seitenvergleich gemessen werden, ein bilaterales Fehlen ist aus ableittechnischen Gründen nicht als pathologisch zu werten.

Wichtig

Notizen:

3.1.4 Ramus superficialis n. radialis

Tab. 35: Ramus superficialis n. radialis

Elektrode	Orthodrome Technik	Antidrome Technik
Ableitelektrode: (different)	am distalen Unterarmdrittel (8–9 cm proximal des Processus styloideus radii, die Stelle, an der der Nerv direkt über der radialen Kante des Radius läuft) (Oberflächenelektrode)	radialer Handrücken, zwischen dem Spatium interosseum dorsalis I (Oberflächenelektrode)
Referenzelektrode: (indifferent)	3–4 cm proximal der Ableitelektrode (Oberflächenelektrode)	Dorsalseite des Zeigefingers (Oberflächenelektrode)
Stimulationselektrode:	radialer Handrücken zwischen dem Spatium interosseum dorsalis I, 9–10 cm Abstand zur Ableitelektrode entfernt (bipolare Stimulations-elektrode)	am distalen Unterarmdrittel (8–9 cm proximal des Processus styloideus radii, die Stelle an der der Nerv direkt über der radialen Kante des Radius läuft), 9–10 cm Abstand zur Ableitelektrode (bipolare Stimulations-elektrode)
Erdelektrode:	zwischen Reiz- und Ableitelektrode	zwischen Reiz- und Ableitelektrode

Alternativ kann auch mit Schlingenelektroden am Daumen stimuliert oder abgeleitet werden.

Notizen:

3.1 Sensible Neurographie

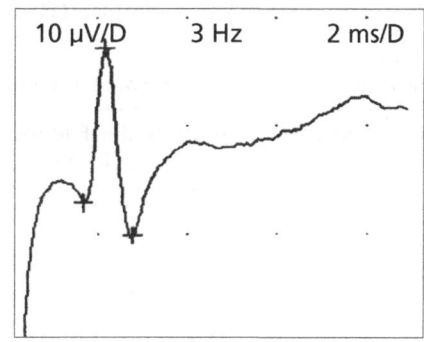

nach orthodromer Stimulation

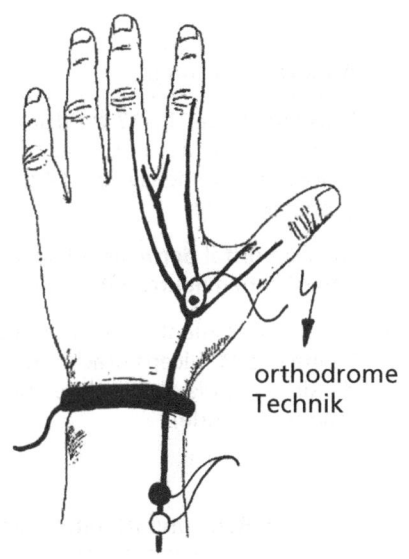

orthodrome Technik

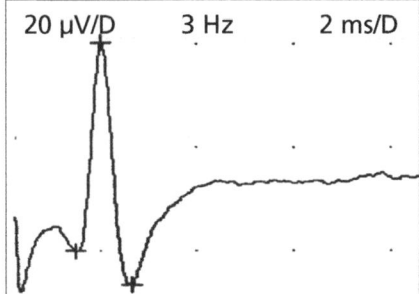

nach antidromer Stimulation

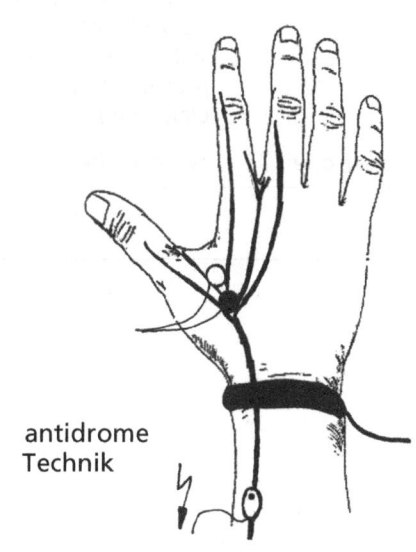

antidrome Technik

Abb. 105: Ramus superficialis n. radialis – Orthodrome und antidrome Stimulation

	Nervenleitgeschwindigkeit		Amplitude	
	Mittelwert	unterer Grenzwert	Mittelwert	unterer Grenzwert
N. radialis	65,1 m/s	54,1 m/s	16,1 µV	2,5 µV

Tab. 36: Normwerte Ramus superficialis n. radialis

Der Ramus superficialis n. radialis ist ein rein sensibler Nerv.
Der Ramus superficialis n. radialis sollte zur Beurteilung bezüglich der Nervenleitgeschwindigkeit und der Amplitude immer im Seitenvergleich gemessen werden.

Wichtig

Notizen:

3.1.5 N. cutaneus antebrachii lateralis

Tab. 37: N. cutaneus antebrachii lateralis

Elektrode	Orthodrome Technik	Antidrome Technik
Ableitelektrode: (different)	in Höhe der Ellenbeuge, lateral der Sehne des M. biceps brachii, (Oberflächenelektrode)	Unterarmmitte, 10–12 cm distal der Reizelektrode, auf der Linie zum Processus styloideus radii (Oberflächenelektrode)
Referenzelektrode: (indifferent)	ca. 3–4 cm proximal der Ableitelektrode (Oberflächenelektrode)	ca. 3 cm distal der Ableitelektrode (Oberflächenelektrode)
Stimulationselektrode:	Unterarmmitte, 10–12 cm distal der Ableitelektrode, auf einer Linie von der Ableitelektrode zum Processus styloideus radii, Kathode Richtung proximal (bipolare Stimulationselektrode)	in Höhe der Ellenbeuge, lateral der Sehne des M. biceps brachii, Kathode Richtung distal (bipolare Stimulationselektrode)
Erdelektrode:	zwischen Reiz- und Ableitelektrode	zwischen Reiz- und Ableitelektrode

Notizen:

3.1 Sensible Neurographie

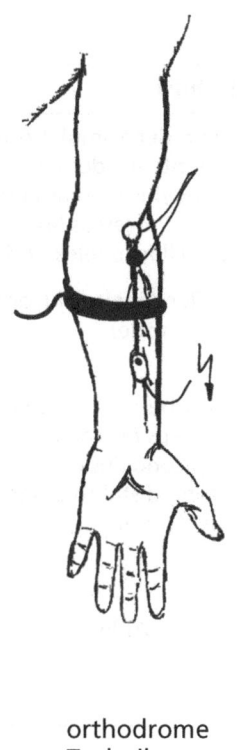
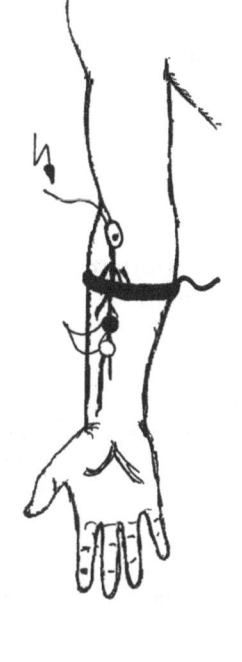

5 µV/D 3 Hz 2 ms/D

nach orthodromer Stimulation

20 µV/D 3 Hz 2 ms/D

nach antidromer Stimulation

orthodrome Technik

antidrome Technik

Abb. 106: N. cutaneus antebrachii lateralis – Orthodrome und antidrome Stimulation

	Nervenleitgeschwindigkeit	Amplitude
N. cutaneus antebrachii lateralis	untere Normgrenze 55 m/s	untere Normgrenze 2 µV

Tab. 38: Normwerte N. cutaneus antebrachii lateralis

Die Ableitung des N. cutaneus antebrachii lateralis (sensibler Endast des N. musculocutaneus) bietet die Möglichkeit zur Differenzierung zwischen Läsionen der Nervenwurzel C6 und des oberen Armplexus.
Der N. cutaneus antebrachii lateralis sollte nur mit niedrigen Reizstärken stimuliert werden, um eine Mitaktivierung motorischer Nerven zu vermeiden.
Die Nervenleitgeschwindigkeit und die Amplitude des Summenantwortpotentials müssen immer im Seitenvergleich bestimmt werden.
Ein bilaterales Fehlen des Nervenantwortpotentials ist aus ableittechnischen Gründen nicht als pathologisch zu werten.

Wichtig

Notizen:

3.1.6 N. cutaneus antebrachii medialis

Tab. 39: N. cutaneus antebrachii medialis

Elektrode	Orthodrome Technik	Antidrome Technik
Ableitelektrode: (different)	zwischen Epicondylus medialis und Bizepssehne in der Ellenbeuge (Oberflächenelektrode)	ca. 10–12 cm von der Stimulationselektrode entfernt, auf der Linie zwischen Epicondylus medialis und Bizepssehne zum Processus Styloideus ulnae (Oberflächenelektrode)
Referenzelektrode: (indifferent)	ca. 3–4 cm proximal der Ableitelektrode (Oberflächenelektrode)	ca. 3 cm distal der Ableitelektrode (Oberflächenelektrode)
Stimulationselektrode:	ca. 10–12 cm von der Ableitelektrode entfernt, auf der Linie zwischen Epicondylus medialis und Bizepssehne zum Processus Styloideus ulnae, Kathode Richtung proximal (bipolare Stimulationselektrode)	in Höhe der Ellenbeuge, neben der Sehne des M. biceps brachii, ca. 3 cm proximal des Epicondylus medialis, Kathode Richtung distal (bipolare Stimulationselektrode)
Erdelektrode:	zwischen Reiz- und Ableitelektrode	zwischen Reiz- und Ableitelektrode

Notizen:

3.1 Sensible Neurographie

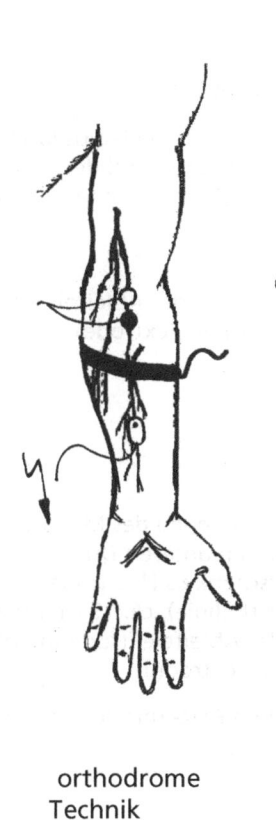

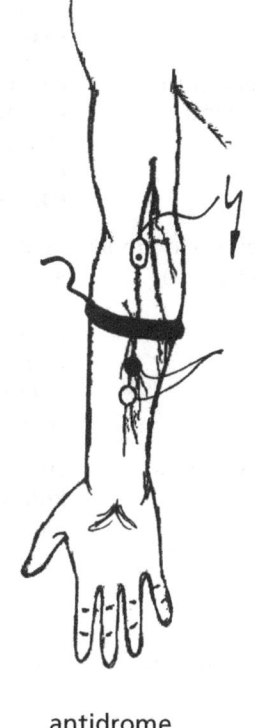

10 µV/D   3 Hz   2 ms/D

nach orthodromer Stimulation

20 µV/D   3 Hz   2 ms/D

nach antidromer Stimulation

orthodrome Technik

antidrome Technik

Abb. 107:
N. cutaneus antebrachii medialis – Orthodrome und antidrome Stimulation

	Nervenleitgeschwindigkeit	Amplitude
N. cutaneus antebrachii medialis	untere Normgrenze 55 m/s	untere Normgrenze 2 µV

Tab. 40:
Normwerte N. cutaneus antebrachii medialis

Die Ableitung des N. cutaneus antebrachii medialis bietet die Möglichkeit der Differenzierung zwischen Affektionen der Nervenwurzel C8/Th1 und des unteren Armplexus.
Der N. cutaneus antebrachii medialis sollte nur mit niedrigen Reizstärken stimuliert werden, um eine Mitaktivierung motorischer Nerven zu vermeiden.
Die Nervenleitgeschwindigkeit und Amplitude des Summenantwortpotentials müssen immer im Seitenvergleich bestimmt werden.
Ein bilaterales Fehlen des Nervenantwortpotentials ist aus ableittechnischen Gründen nicht als pathologisch zu werten.

Wichtig

Notizen:

3.1.7 N. suralis

Tab. 41: N. suralis

Elektrode	Orthodrome Technik	Antidrome Technik
Ableitelektrode: (different)	distal der Sehne des M. gastrocnemius im unteren Drittel des Unterschenkels (1–2 cm lateral der Mittellinie), 15 cm proximal der Stimulationselektrode (Oberflächenelektrode)	zwischen dem Malleolus lateralis (Außenknöchel) und der Achillessehne (Oberflächenelektrode)
Referenzelektrode: (indifferent)	in gleicher Höhe der Ableitelektrode 3–4 cm quer auf die mediale Seite der Achillessehne (Oberflächenelektrode) oder: im Nervenverlauf, ca. 3–5 cm proximal über der Ableitelektrode (Oberflächenelektrode)	3–4 cm distal der Ableitelektrode (Oberflächenelektrode)
Stimulationselektrode:	zwischen Achillessehne und Außenknöchel, ca. 15 cm Abstand zur Ableitelektrode (bipolare Reizelektrode)	distal der Sehne des M. gastrocnemius im unteren Drittel des Unterschenkels (1–2 cm lateral der Mittellinie), ca. 15 cm proximal der Ableitelektrode (bipolare Reizelektrode)
Erdelektrode:	zwischen Reiz- und Ableitelektrode	zwischen Reiz- und Ableitelektrode

Notizen:

3.1 Sensible Neurographie

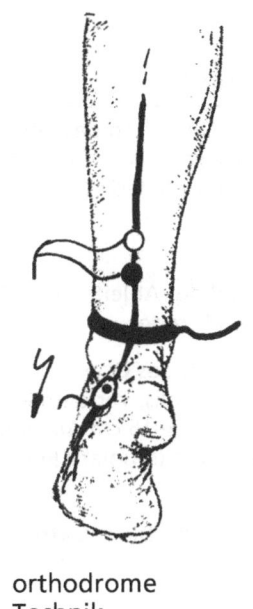

orthodrome Technik

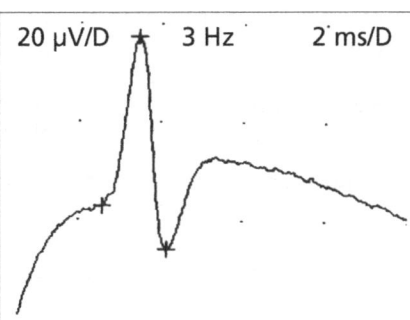

nach orthodromer Stimulation

nach antidromer Stimulation

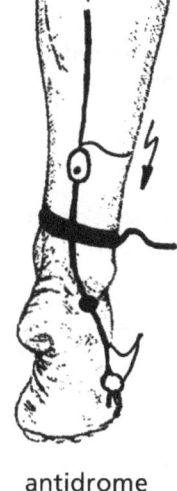

antidrome Technik

Abb. 108:
N. suralis – Orthodrome und antidrome Stimulation

	Nervenleitgeschwindigkeit		Amplitude	
	Mittelwert	unterer Grenzwert	Mittelwert	unterer Grenzwert
N. suralis (< 40 Jahre)	51,0 m/s	40,0 m/s	20,9 µV	4,5 µV
N. suralis (> 60 Jahre)	50,5 m/s	38,1 m/s	16,3 µV	3,5 µV

Tab. 42: Normwerte N. suralis

Wichtig

Der N. suralis ist der am häufigsten untersuchte sensible Nerv der unteren Extremität und zeigt bei einer PNP oft als erster Nerv eine Leitungsverzögerung an.
Bei schlecht entspannten Patienten kann die Ableitung auch in Bauchlage erfolgen.
Kann mit Oberflächenelektroden ein sensibles Nervenantwortpotential nicht erfasst werden, besteht die Möglichkeit, mit subkutan über dem Nerven eingestochenen, nicht isolierten Platin- oder teflonisolierten Nadelelektroden eine Reizantwort zu erhalten.
Bei Besonderheiten (wie z. B. adipösen Patienten oder Ödemen an den Beinen) ist eine Amplitude unter dem Grenzwert des Muskelsummenantwortpotentials nicht als pathologisch zu werten.

Notizen:

3.1.8 R. peroneus superficialis

Tab. 43: R. peroneus superficialis

Elektrode	Orthodrome Technik	Antidrome Technik
Ableitelektrode: (different)	10–15 cm proximal des Oberrands des Malleolus lateralis, vor dem M. peroneus longus, 12–15 cm von der Stimulationselektrode entfernt (Oberflächenelektrode)	Fußrücken, am Übergang des lateralen zum mittleren Drittel der Verbindungslinie der Malleoli (Oberflächenelektrode)
Referenzelektrode: (indifferent)	ca. 3–4 cm proximal der Ableitelektrode (Oberflächenelektrode)	ca. 3–4 cm distal der Ableitelektrode (Oberflächenelektrode)
Stimulationselektrode:	Fußrücken, am Übergang des lateralen zum mittleren Drittel der Verbindungslinie der Malleoli (bipolare Reizelektrode)	10–15 cm proximal des Oberrands des Malleolus lateralis, vor dem M. peroneus longus, 12–15 cm Abstand zur Ableitelektrode (bipolare Reizelektrode)
Erdelektrode:	zwischen Reiz- und Ableitelektrode	zwischen Reiz- und Ableitelektrode

Notizen:

3.1 Sensible Neurographie

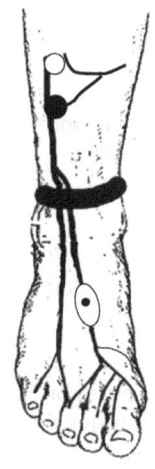
orthodrome Technik

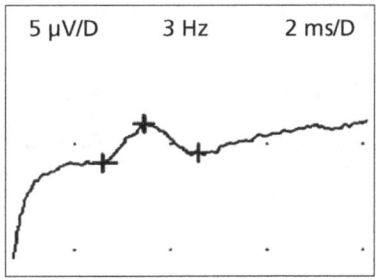
nach orthodromer Stimulation

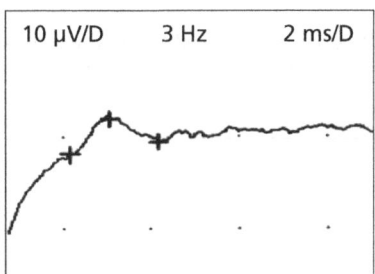
nach antidromer Stimulation

antidrome Technik

Abb. 109: R. peroneus superficialis

Nervenleitgeschwindigkeit		
	Mittelwert	unterer Grenzwert
N. peroneus superficialis	50,5 m/s	37,5 m/s

Tab. 44: Normwerte R. peroneus superficialis

Der N. peroneus superficialis liegt sehr oberflächlich und braucht daher nur eine niedrige Stimulationsintensität.
Die Nervenleitgeschwindigkeit und Amplitude des Summenantwortpotentials müssen immer im Seitenvergleich bestimmt werden. Ein bilaterales Fehlen des Nervenantwortpotentials ist aus ableittechnischen Gründen nicht als pathologisch zu werten.
Auch bei Gesunden ist oft kein sensibles Nervanantwortpotential erhältlich.

Wichtig

Notizen:

3.1.9 N. peroneus profundus

Tab. 45: N. peroneus profundus

Elektrode	Orthodrome Technik	Antidrome Technik
Ableitelektrode: (different)	lateral der Tibialis-anterior-Sehne, in der Mitte vom Sprunggelenk, 12–15 cm von der Stimulationselektrode entfernt (Oberflächenelektrode)	Ableitung zwischen 1. und 2. Zehe Oberflächenelektrode)
Referenzelektrode: (indifferent)	ca. 3–4 cm proximal der Ableitelektrode (Oberflächenelektrode)	ca. 3–4 cm distal der Ableitelektrode (Oberflächenelektrode)
Stimulationselektrode:	Stimulation zwischen 1. und 2. Zehe (bipolare Reizelektrode)	lateral der Tibialis-anterior-Sehne, in der Mitte des Sprunggelenks (bipolare Reizelektrode)
Erdelektrode:	zwischen Reiz- und Ableitelektrode	zwischen Reiz- und Ableitelektrode

Notizen:

3.1 Sensible Neurographie

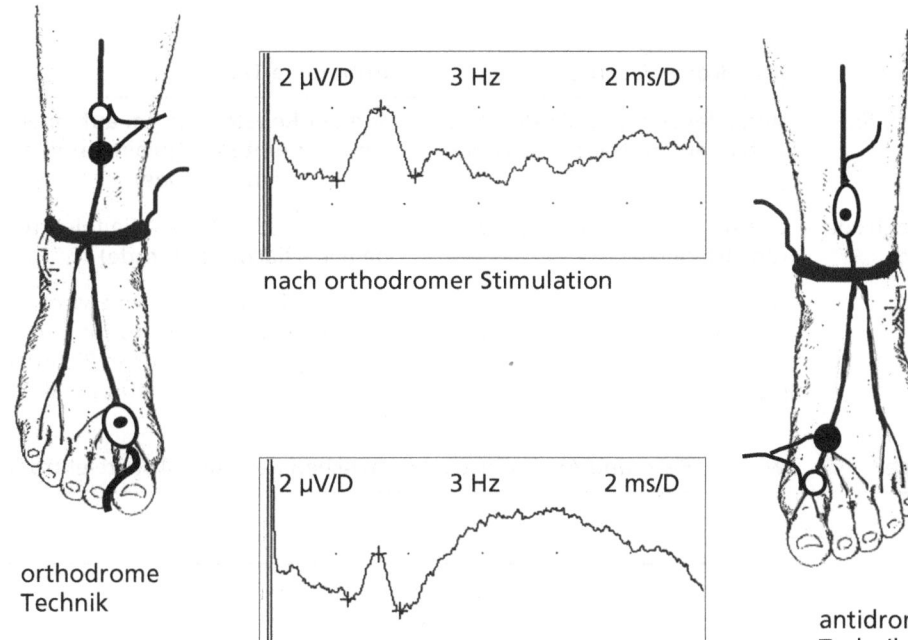

Abb. 110:
N. peroneus profundus – Orthodrome und antidrome Stimulation

	Nervenleitgeschwindigkeit	
	Mittelwert	unterer Grenzwert
N. peroneus profundus	50,5 m/s	37,5 m/s

Tab. 46: Normwerte N. peroneus profundus

Der N. peroneus profundus liegt sehr oberflächlich und braucht daher nur eine niedrige Stimulationsintensität.
Bei einem vorderen Tarsaltunnelsyndrom kann der N. peroneus profundus geschädigt sein.
Die Nervenleitgeschwindigkeit und Amplitude des Summenantwortpotentials müssen immer im Seitenvergleich bestimmt werden. Ein bilaterales Fehlen des Nervenantwortpotentials ist aus ableittechnischen Gründen nicht als pathologisch zu werten.
Auch bei Gesunden ist oft kein sensibles Nervanantwortpotential erhältlich.

Wichtig

Notizen:

3.1.10 N. saphenus

Tab. 47: N. saphenus

Elektrode	Orthodrome Technik	Antidrome Technik
Ableitelektrode: (different)	lateral der A. femoralis distal des Leistenbandes (Nadelelektrode)	von der Reizstelle 15 cm auf einer Linie zur hinteren Tibiainnenseite (Oberflächenelektrode)
Referenzelektrode: (indifferent)	ca. 3–4 cm lateral der Ableitelektrode (Nadelelektrode)	ca. 3–4 cm distal der Ableitelektrode (Oberflächenelektrode)
Stimulationselektrode:	5 cm oberhalb und etwas ventral des Malleolus medialis oder proximal an der Medialseite des Knies (bipolare Stimulationselektrode)	im medialen Kniebereich zwischen den Sehnen des M. sartorius und des M. gracilis, Kathode in Richtung distal (bipolare Stimulationselektrode)
Erdelektrode:	zwischen Reiz- und Ableitelektrode	zwischen Reiz- und Ableitelektrode

Notizen:

3.1 Sensible Neurographie

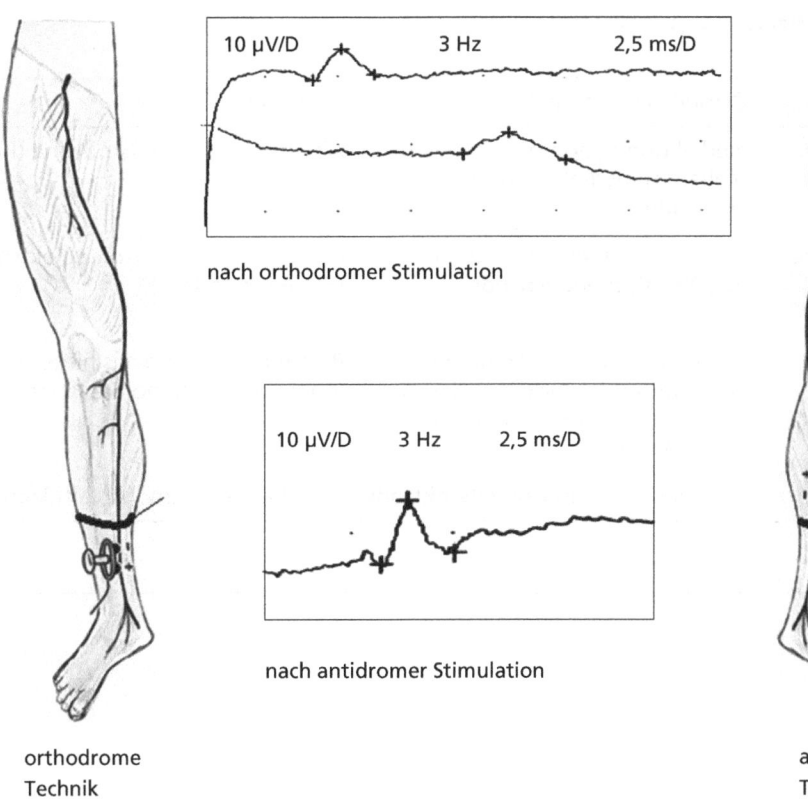

Abb. 111:
N. saphenus –
Orthodrome und
antidrome Stimulation

	Nervenleitgeschwindigkeit	
	Mittelwert	unterer Grenzwert
N. saphenus	50,0 m/s	35,5 m/s

Tab. 48:
Normwerte
N. saphenus

Der N. saphenus ist der längste Ast des N. femoralis. Der Nerv liegt tief, daher muss die Reizelektrode kräftig angedrückt werden. Die Ableitung kann zur Differenzierung Radikulopathie versus Plexusschädigung beitragen (▶ Kap. 3.1).
Die Nervenleitgeschwindigkeit und Amplitude des Summenantwortpotentials müssen immer im Seitenvergleich bestimmt werden. Ein bilaterales Fehlen des Nervenantwortpotentials ist aus ableittechnischen Gründen nicht als pathologisch zu werten.

Wichtig

Notizen:

3.1.11 N. plantaris medialis

Tab. 49: N. plantaris medialis

Elektrode	Orthodrome Technik	Antidrome Technik
Ableitelektrode: (different)	medial und knapp proximal vom Malleolus medialis (Oberflächenelektrode)	Ableitung von der Großzehe (Ringelektrode)
Referenzelektrode: (indifferent)	3–4 cm proximal der Ableitelektrode (Oberflächenelektrode)	ca. 1 cm distal der Ableitelektrode (Ringelektrode)
Stimulationselektrode:	Stimulation der Großzehe (Ringelektrode) oder zwischen dem 1. und 2. Mittelfußköpfchen (bipolare Reizelektrode)	Reizung des N. tibialis hinter dem Innenknöchel (bipolare Reizelektrode)
Erdelektrode:	zwischen Reiz- und Ableitelektrode	zwischen Reiz- und Ableitelektrode

Notizen:

3.1 Sensible Neurographie

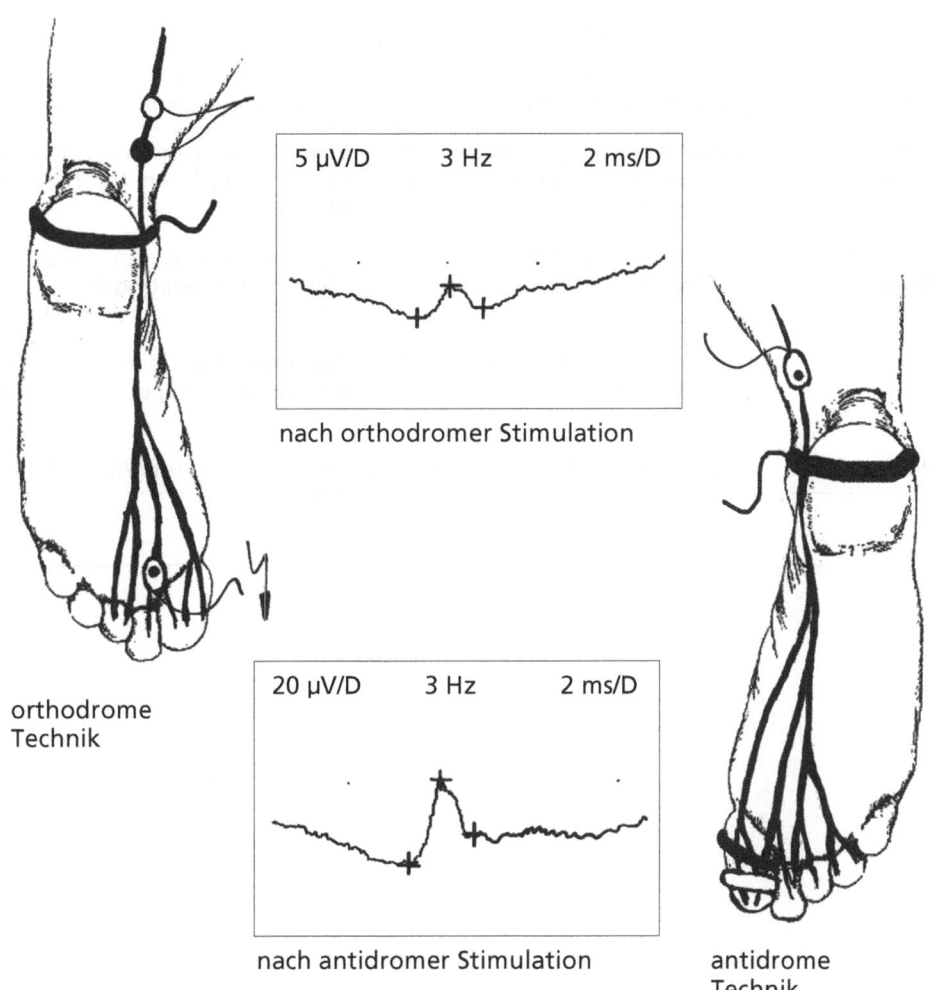

Abb. 112:
N. plantaris medialis – Orthodrome und antidrome Stimulation

	Latenz	
	Mittelwert	oberer Grenzwert
N. plantaris medialis	3,3 ms	5,5 ms

Tab. 50: Normwerte N. plantaris medialis

Die Nervenleitgeschwindigkeit und Amplitude des Summenantwortpotentials muss immer im Seitenvergleich bestimmt werden. Ein bilaterales Fehlen des Nervenantwortpotentials ist aus ableittechnischen Gründen nicht als pathologisch zu werten.

Wichtig

Notizen:

3.1.12 N. plantaris lateralis

Tab. 51: N. plantaris lateralis

Elektrode	Orthodrome Technik	Antidrome Technik
Ableitelektrode: (different)	medial und knapp proximal vom Malleolus medialis (Oberflächenelektrode)	Stimulation zwischen dem 4. und 5. Mittelfußköpfchen (Oberflächenelektrode)
Referenzelektrode: (indifferent)	3–4 cm proximal der Ableitelektrode (Oberflächenelektrode)	ca. 1 cm distal der Ableitelektrode (Oberflächenelektrode)
Stimulationselektrode:	Stimulation zwischen dem 4. und 5. Mittelfußköpfchen (bipolare Reizelektrode)	Reizung des N. tibialis hinter dem Innenknöchel (bipolare Reizelektrode)
Erdelektrode:	zwischen Reiz- und Ableitelektrode	zwischen Reiz- und Ableitelektrode

Notizen:

3.1 Sensible Neurographie

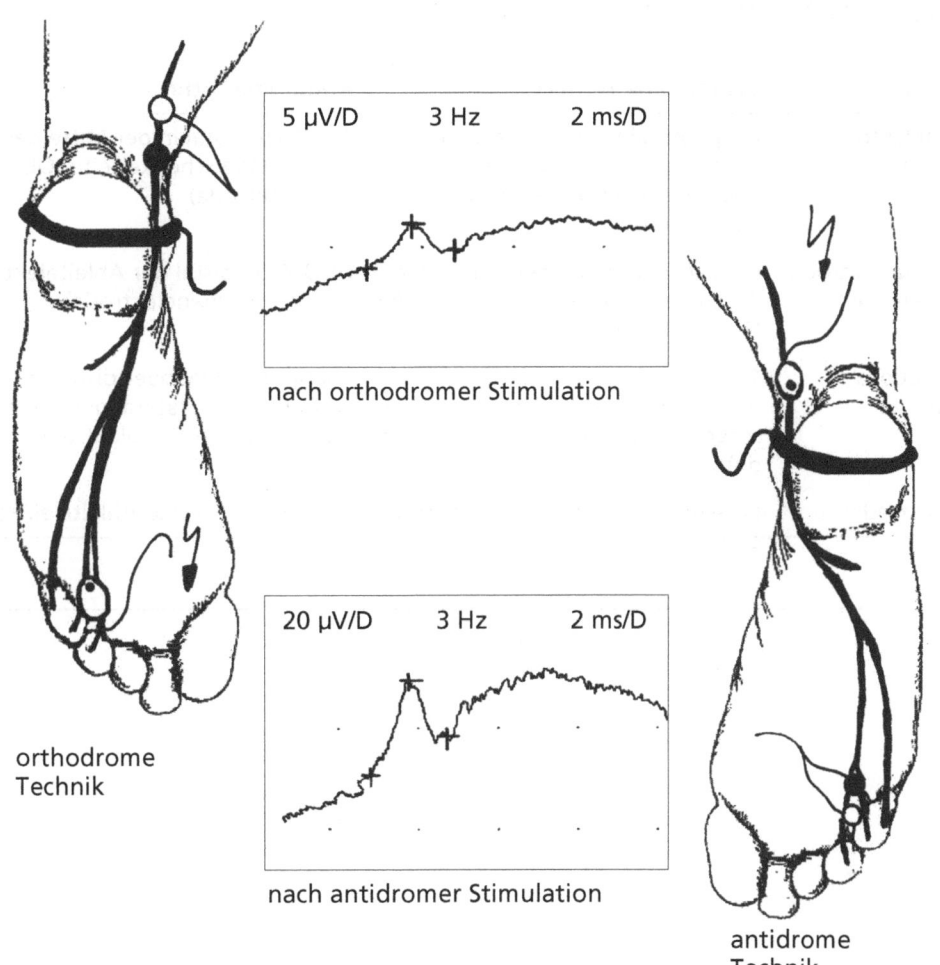

Abb. 113:
N. plantaris lateralis – Orthodrome und antidrome Stimulation

	Latenz	
	Mittelwert	oberer Grenzwert
N. plantaris lateralis	3,3 ms	6,3 ms

Tab. 52: Normwerte N. plantaris lateralis

Selbst bei Gesunden ist der N. plantaris lateralis mit Oberflächenelektroden nicht immer zu erhalten.
Die Nervenleitgeschwindigkeit und Amplitude des Summenantwortpotentials muss immer im Seitenvergleich bestimmt werden. Ein bilaterales Fehlen des Nervenantwortpotentials ist aus ableittechnischen Gründen nicht als pathologisch zu werten.

Wichtig

Notizen:

3.1.13 N. cutaneus femoris lateralis

Tab. 53: N. cutaneus femoris lateralis

Elektrode	Orthodrome Technik	Antidrome Technik
Ableitelektrode: (different)	knapp proximal oder distal des Leistenbandes, medial der Spina iliaca (Oberflächen- oder Nadelelektroden)	17–20 cm distal in der Mitte der lateralen Oberschenkelseite (Oberflächenelektrode)
Referenzelektrode: (indifferent)	ca. 3–4 cm lateral oder dorsal der Ableitelektrode (Oberflächen- oder Nadelelektrode)	ca. 3–4 cm distal der Ableitelektrode (Oberflächenelektrode)
Stimulationselektrode:	17–20 cm distal der Ableitelektrode, in der Mitte der lateralen Oberschenkelseite (bipolare Reizelektrode)	knapp proximal oder distal des Leistenbandes, lateral der Spina iliaca (bipolare Reizelektrode)
Erdelektrode:	zwischen Reiz- und Ableitelektrode	zwischen Reiz- und Ableitelektrode

Notizen:

3.1 Sensible Neurographie

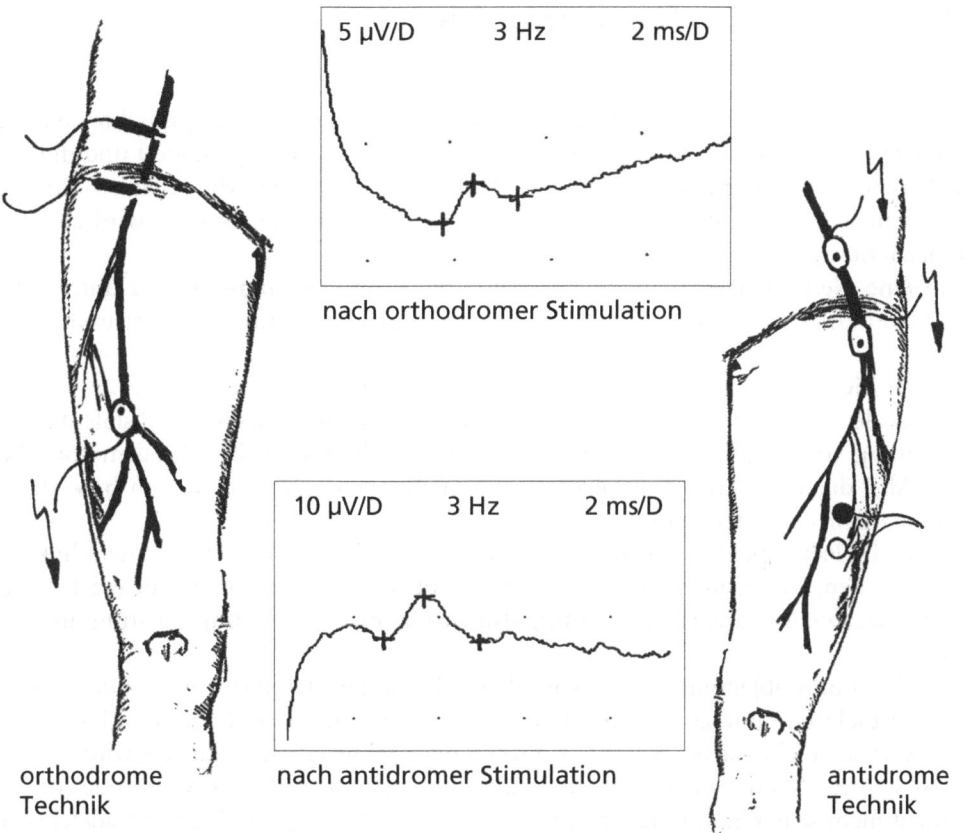

Abb. 114:
N. cutaneus femoris lateralis – Orthodrome und antidrome Stimulation

N. cutaneus femoris lateralis	Latenz Mittelwert	oberer Grenzwert
proximal des Leitenbandes	2,5 ms	3,5 ms
distal des Leistenbandes	2,4 ms	3,0 ms

Tab. 54:
Normwerte N. cutaneus femoris lateralis

Die Amplitude des rein sensiblen Nerven N. cutaneus femoris lateralis ist meist sehr niedrig, und auch bei Gesunden ist nicht immer ein sensibles Nervenantwortpotential zu erhalten. Als Alternative kann das SEP des N. cutaneus femoralis lateralis (▶ Kap. 2.3.3) abgeleitet werden. Besonders wichtig ist die Messung im Seitenvergleich, wobei eine Erniedrigung der Amplitude auf mehr als 50 % sowie eine Verlangsamung der sensiblen Nervenleitgeschwindigkeit um mehr als 15 m/s im Seitenvergleich als pathologisch angesehen werden muss.
Ein bilaterales Fehlen des Nervenantwortpotentials ist aus ableittechnischen Gründen nicht als pathologisch zu werten.

Wichtig

Notizen:

3.2 Motorische Neurographie

Mit einer bipolaren Oberflächenelektrode wird ein motorischer oder gemischter Nerv elektrisch gereizt (die Kathode des Reizblocks wird immer nach distal gerichtet) und die elektrische Antwort (die Summe der elektrischen Aktivität aller erregten Muskelfasern) über einen von diesem Nerv versorgten Muskel abgeleitet. Diese elektrische Antwort wird als Muskelsummenaktionspotential (MSAP) bezeichnet.

Um eine Nervenleitgeschwindigkeit (NLG) zu bestimmen, muss der zu untersuchende Nerv an mindestens zwei unterschiedlichen Stellen seines Verlaufs stimuliert und gemessen werden.

Mit dieser Methode werden nur die am schnellsten leitenden Fasern bestimmt.

Neben der NLG wird bei der motorischen Neurographie auch die distale Latenzzeit (Überleitung von der distalen Reizstelle zum Muskel) bestimmt. Die distal motorische Latenz (DML) dient zur Erfassung lokalisierter umschriebener Nervenläsionen bzw. distal akzentuierter generalisierter Neuropathien.

Die DML kann nicht zur Errechnung der motorischen Nervenleitgeschwindigkeit verwendet werden, da ein nicht genau bekannter Anteil der Gesamtlatenz auf die Depolarisation, die neuromuskuläre, chemische Impulsübertragung, und die Impulsleitung im Muskel entfällt.

Für die Routineableitung werden vor allem Oberflächenelektroden verwendet, wobei die differente Elektrode immer über der Endplattenregion und die indifferente Elektrode über einer elektrisch nicht aktiven Region (Knochen oder Sehnenansatz) platziert wird.

Lässt sich ein Nervenantwortpotential aufgrund einer zu niedrigen Amplitude (unter 500 µV) nicht mehr sicher bestimmen, empfiehlt sich die Ableitung mittels einer Nadelelektrode.

Ist nach proximaler Stimulation das Nervenantwortpotential kleiner als nach distaler Stimulation, besteht die Möglichkeit, die Reizstärke oder Reizbreite zu verändern, um so den in seinem Verlauf tiefer liegenden Nerv zu erreichen.

Technik:

Tab. 55: Technik Motorische Neurographie

Ableitparameter	Werte
Filter:	5 Hz bis 10 kHz
Verstärkung:	0,5–5 mV/D
Zeitablenkung	2,5 eventuell 10 ms/D
Reizbreite:	0,1–0,2 ms
Reizstärke	supramaximal (Verändert sich die Amplitude bei Erhöhung der Reizstärke nicht mehr, sind alle motorischen Fasern erregt. Supramaximal bedeutet, dass die Reizintensität zur Sicherheit noch einmal um 20–30 % erhöht wird.)
Reizfrequenz	1 Hz
Averaging:	nicht erforderlich/Einzelreize

Untersuchungsbedingungen:
Patient liegend oder sitzend, entspannte Haltung.
Erdelektrode: immer zwischen Reiz- und Ableitelektrode

3.2 Motorische Neurographie

Die Leitgeschwindigkeit der motorischen Nerven ist abhängig von der Hauttemperatur. Die Hauttemperatur sollte mindestens 34°C betragen. Während die Amplituden der Muskelsummenaktionspotentiale leicht zunehmen, verringert sich die Leitgeschwindigkeit der Nerven um 1,5–2,5 m/s pro 1°C Temperaturabnahme, Zunahme der Latenz um 0,2 ms.

Ab dem 60. Lebensjahr kommt es zu einer deutlichen Abnahme der motorischen Nervenleitgeschwindigkeit und zu einer Verlängerung der Latenz.

Ebenso spielt die Körpergröße eine Rolle. Je größer der Untersuchte, desto langsamer ist die Nervenleitgeschwindigkeit.

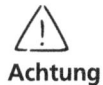
Achtung

Notizen:

3.2.1 N. medianus

Mittelhandnerv, versorgt Beugehandmuskeln des Unterarms mit Ausnahme des M. flexor carpi ulnaris und des ulnaren Teils des M. flexor digitorum profundus, Ellenbogengelenk, Membrana interossea, M. pronator quadratus, Mm. lumbricales I und II, Muskeln des Daumenballens mit Ausnahme des M. adductor pollicis und des Caput profundum musculi flexoris pollicis brevis, gegenüberliegende Palmarränder des 1. bis 4. Fingers, radialen Palmarrand des Daumens.

Elektrodenpositionen:

Tab. 56: Elektrodenpositionen N. medianus

Elektrode	Position
differente Elektrode:	M. abductor pollicis brevis (zwischen Handgelenk und Daumengrundgelenk)
indifferente Elektrode:	Sehnenansatz am Daumengrundgelenk 3–4 cm distal der differenten Elektrode
Erdelektrode:	zwischen differenter Elektrode und 1. Stimulationspunkt

Mögliche Stimulationspunkte:

1. Stimulationspunkt: Handgelenk zwischen den Sehnen des M. flexor carpi radialis und M. palmaris longus
2. Stimulationspunkt: Ellenbeuge medial der Bizepssehne
3. Stimulationspunkt: Axilla
4. Stimulationspunkt: Erb-Punkt

Abstand zwischen Ableitelektrode und Stimulation zur Messung der DML: ca. 7 cm

Notizen:

3.2 Motorische Neurographie

Anatomie:
Fasciculus lateralis und medialis; (C5)/C6/C7/Th1

Wichtig

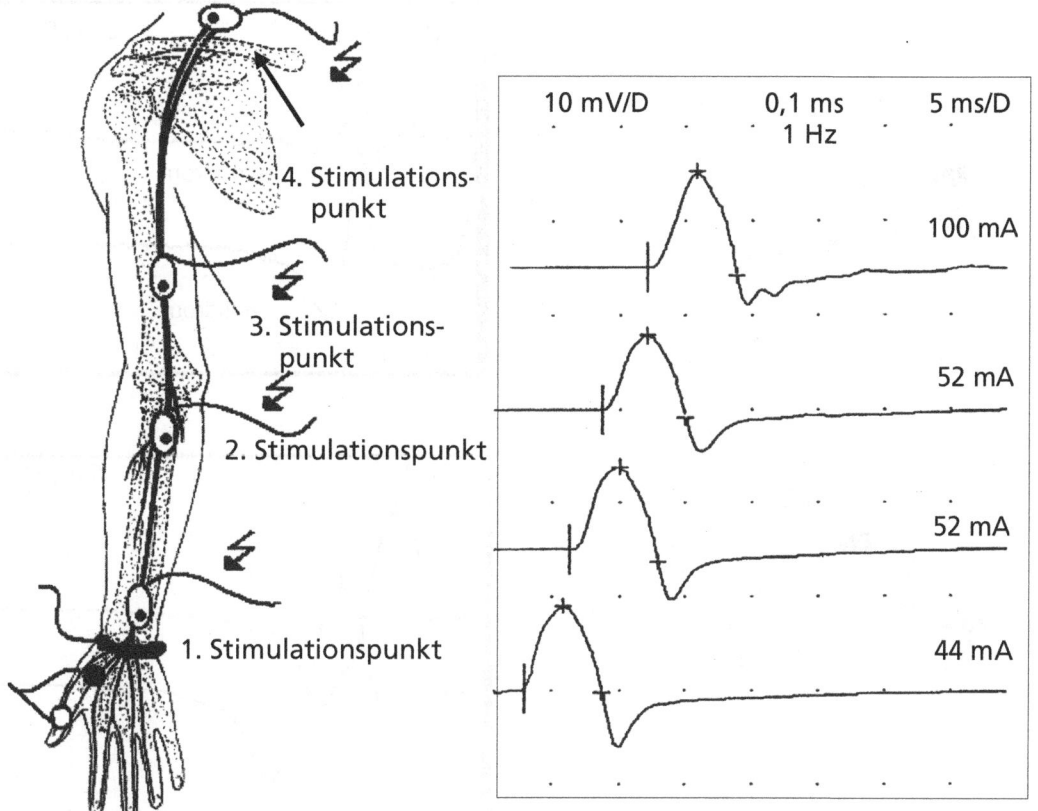

Abb. 115:
N. medianus

Beugeseitenansicht des Armes

	DML		NLG		Amplitude	
	Mittelwert	Oberer Grenzwert	Mittelwert	Unterer Grenzwert	Mittelwert	Unterer Grenzwert
N. medianus	3,5 ms	4,5 ms	55,0 m/s	49,0 m/s	12,0 mV	2,9 mV

Tab. 57:
Normwerte
N. medianus

Notizen:

Messmethoden zur Feststellung eines Karpaltunnelsyndroms

Klassische Methode:

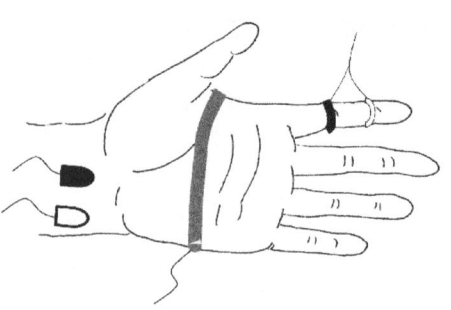
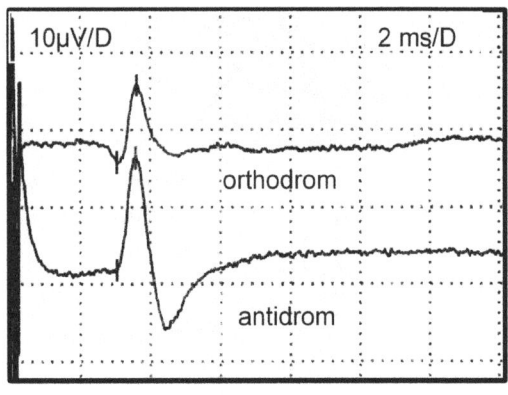

Abb. 116: Sensible Neurographie des N. medianus vom 2. oder/und 3. Finger in antidromer oder orthodromer Technik (▶ Tab. 113)

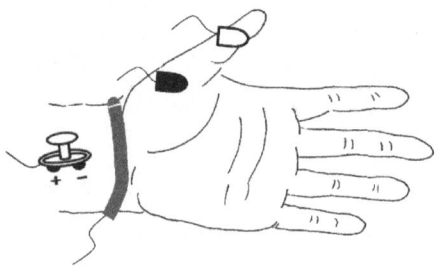
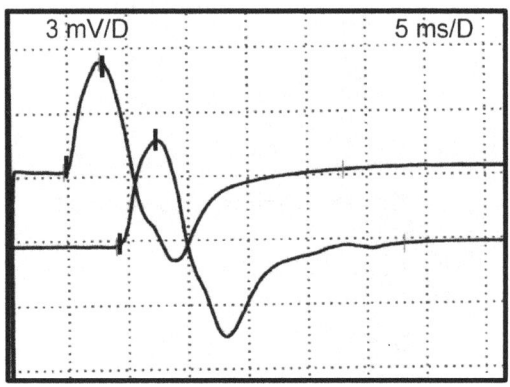

Abb. 117: Motorische Neurographie des N. medianus am Handgelenk und am Oberarm (▶ Tab. 114)

Normwerte:

Tab. 58: Normwerte sensible und motorisch Neurographie N. medianus

Ableitort	Werte
N. medianus sensibel	Mittelwert: 55 m/s, 12,1 µV unterer Grenzwert: 43,9 m/s, 2 µV
N. medianus DML	Mittelwert: 3,5 ms oberer Grenzwert: 4,5 ms
N. medianus motorisch	Mittelwert: 55,9 m/s, 12 mV unterer Grenzwert: 49 m/s, 2,9 mV

Bei pathologischen Messergebnissen muss mindestens noch ein zweiter Nerv der betroffenen Hand gemessen werden und/oder die Gegenseite. Mitunter findet man an der nicht betroffenen Hand ein »stummes« Karpaltunnelsyndrom.
Die Messwerte sind temperatur- und altersabhängig.

Notizen:

3.2 Motorische Neurographie

Weitere mögliche sensible Messmethoden zur Feststellung eines Karpaltunnelsyndroms

Stimulationsort:
Stimulation der N. medianus am Handgelenk und in der Hohlhand

Stimulationsrichtung:
antidrom

Ableitort:
am Finger mit der ausgeprägtesten Symptomatik

Pathologie:
eine NLG unter 44 m/s am Handgelenk gilt als pathologisch

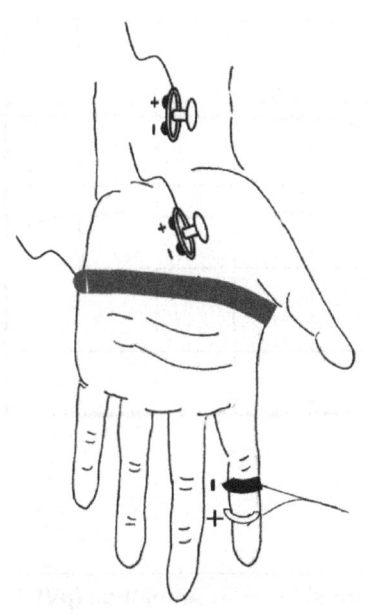
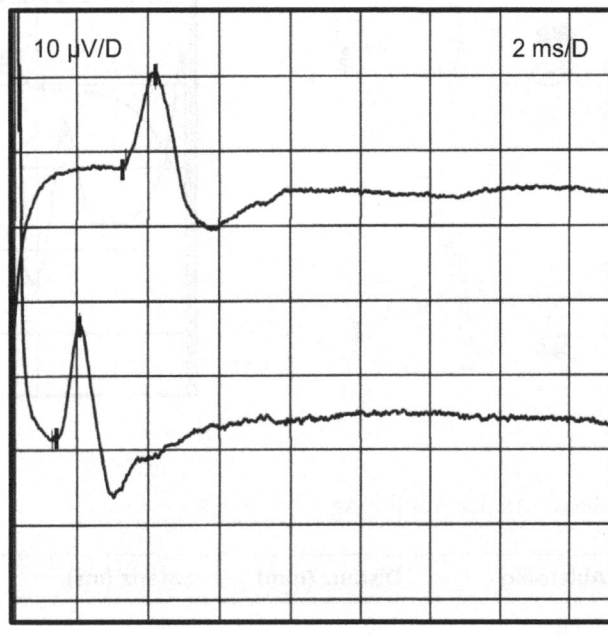

Abb. 118: Stimulation am Handgelenk und in der Hohlhand

Messwerte der Abbildung

Ableitung	Distanz (mm)	Latenz (ms)	NLG (m/s)	Amplitude (µV)
2. Finger	135	3,50	38,6	12,8
2. Finger	90	1,30	69,2	15,6

Tab. 59: Normwerte des N. medianus bei Stimulation am Handgelenk und in der Hohlhand

Notizen:

Stimulationsort:
Stimulation des N. medianus und N. ulnaris am Handgelenk

Stimulationsrichtung:
antidrom

Ableitort:
4. Finger

Pathologie:
Latenzdifferenzen von > 0,5 ms

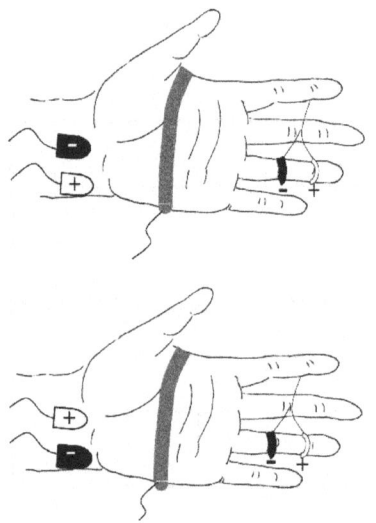

Abb. 119: Stimulation des N. medianus und N. ulnaris am Handgelenk

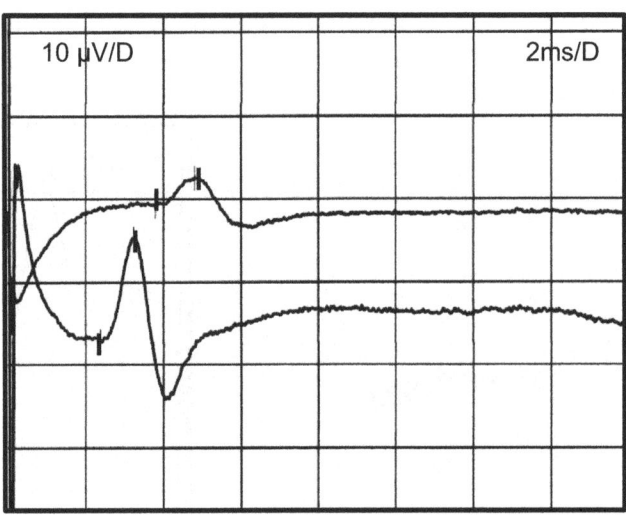

Messwerte der Abbildung

Tab. 60: Normwerte bei Stimulation des N. medianus und N. ulnaris am Handgelenk

Ableitung	Distanz (mm)	Latenz (ms)	NLG (m/s)	Amplitude (µV)
4. Finger	140	3,80	36,8	3,4
4. Finger	140	2,40	58,3	12,3

Notizen:

3.2 Motorische Neurographie

Stimulationsort:
Stimulation der Interdigitalnerven zwischen dem 2. und 3. Mittelhandknochen und Stimulation der Interdigitalnerven zwischen dem 4. und 5. Mittelhandknochen

Stimulationsrichtung:
orthodrom

Ableitort:
N. medianus und N. ulnaris

Pathologie:
Latenzdifferenzen von > 0,5 ms

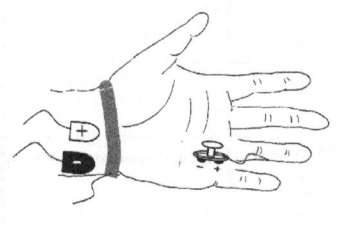
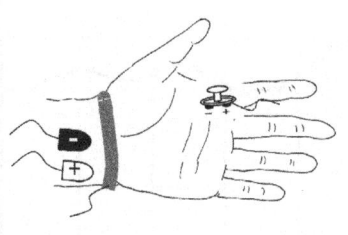
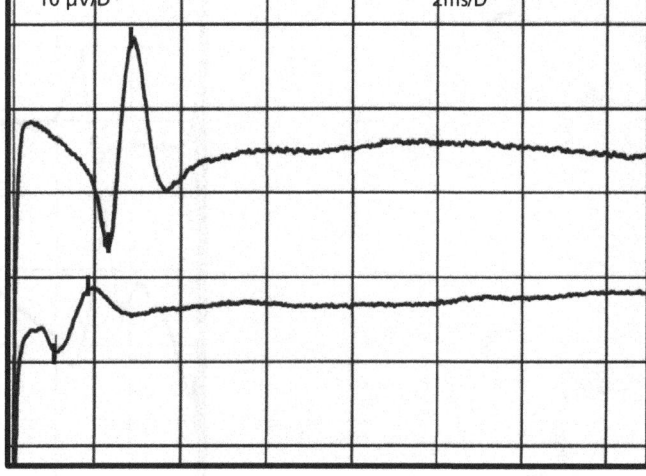

Abb. 120:
Stimulation der Interdigitalnerven N. ulnaris und N. medianus

Messwerte der Abbildung

Ableitung	Distanz (mm)	Latenz (ms)	NLG (m/s)	Amplitude (µV)
N. ulnaris	95	2,54	37,4	25,0
N. medianus	95	1,26	60,5	7,5

Tab. 61:
Normwerte bei Stimulation der Interdigitalnerven N. ulnaris und N. medianus

Notizen:

3 Neurographie

Stimulationsort:
Stimulation des N. medianus und des N. radialis am Handgelenk

Stimulationsrichtung:
antidrom

Ableitort:
Daumen

Pathologie:
Latenzdifferenzen von > 0,5 ms

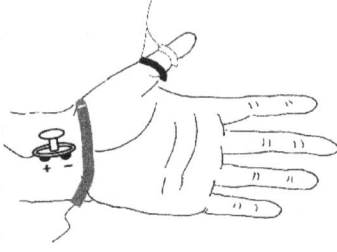
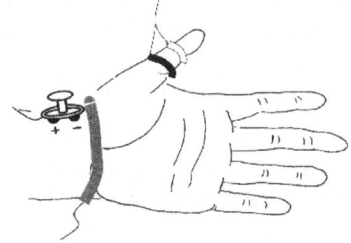

Abb. 121: Stimulation des N. medianus und des N. radialis

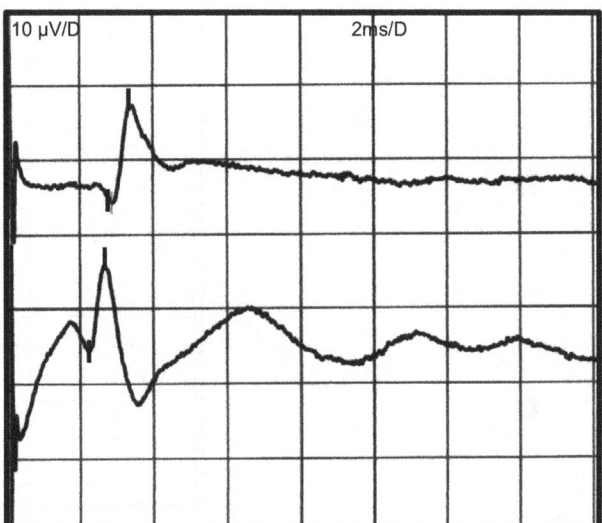

Messwerte der Abbildung

Tab. 62: Normwerte bei Stimulation des N. medianus und des N. radialis am Handgelenk

Gebiete	Distanz (mm)	Latenz (ms)	NLG (m/s)	Amplitude (µV)
N. medianus- Daumen	110	3,60	30,6	17,3
N. radialis- Daumen	110	1,45	75,9	15,5

Notizen:

3.2 Motorische Neurographie

Weitere mögliche motorische Messmethoden zur Feststellung eines Karpaltunnelsyndroms

Stimulationsort:
Stimulation des N. medianus oberhalb des Handgelenkes und in der Hohlhand

Ableitort:
M. abductor pollicis breves

Pathologie:
Amplitudenminderung bei Reizung am Handgelenk

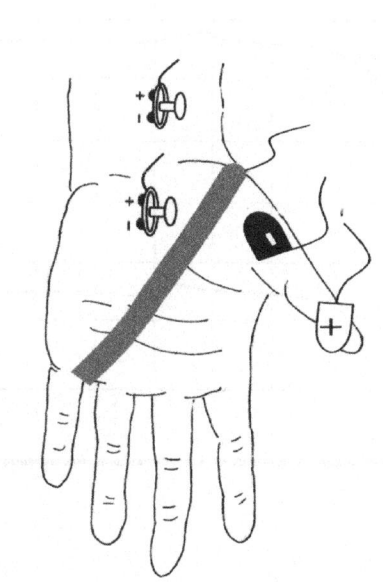

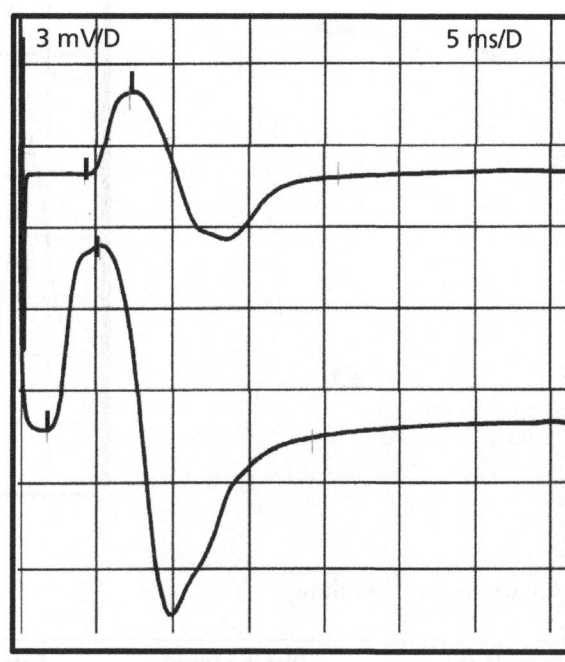

Abb. 122:
Stimulation des N. medianus am Handgelenk und in der Hohlhand

Messwerte der Abbildung

Stimulation	Distanz (mm)	Latenz (ms)	Amplitude (mV)
unterhalb des Handgelenkes	65	4,54	3,1
Hohlhand	35	2,31	6,7

Tab. 63:
Normwerte bei Stimulation des N. medianus am Handgelenk und in der Hohlhand

Notizen:

3 Neurographie

Stimulationsort:
N. medianus und N. ulnaris am Handgelenk

Ableitort:
M. lumbricales II und M. interosseus dorsalis I in der Hohlhand im Spatium interosseum II

Pathologie:
Latenzdifferenz von über 0,4 ms

Abb. 123: Stimulation des N. medianus und N. ulnaris am Handgelenk

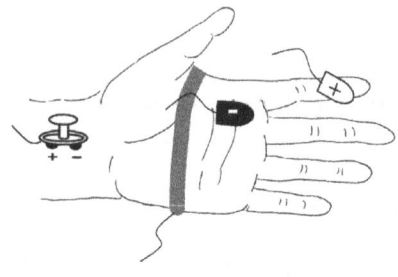
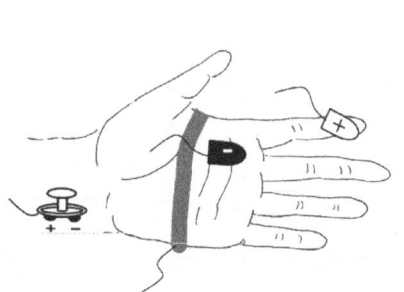
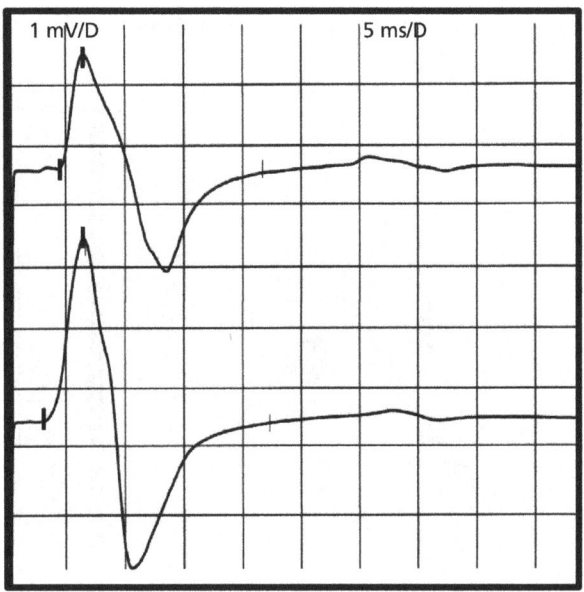

Messwerte der Abbildung

Tab. 64: Normwerte bei Stimulation des N. medianus und N. ulnaris am Handgelenk

Stimulation	Distanz (mm)	Latenz (ms)	Amplitude (mV)
N. medianus	10,5	4,27	1,87
N. ulnaris	10,5	2,96	3,0

Notizen:

3.2 Motorische Neurographie

Notizen:

3.2.2 N. ulnaris

Ellennerv, versorgt den M. abductor digiti minimi, M. flexor carpi ulnaris, den ulnaren Teil des M. flexor digitorum profundus, M. palmaris brevis, Mm. lumbricales III und IV, Mm. interossei, M. adductor pollicis, M. flexor pollicis brevis (caput profundum), die Kapsel des Ellenbogengelenks, die Haut am distalen Drittel des Unterarms, des Kleinfingerballens, des 4. und 5. Fingers mit Ausnahme der radialen Palmarseite des 4. sowie die Haut der dorsalen Ulnarseite des 3. Fingers.

Elektrodenpositionen:

Tab. 65: Elektrodenpositionen N. ulnaris

Elektrode	Position
differente Elektrode:	M. abductor digiti minimi (2–3 cm distal des Handgelenks)
indifferente Elektrode:	am Kleinfingergrundgelenk
Erdelektrode:	zwischen differenter Elektrode und 1. Stimulationspunkt

Mögliche Stimulationspunkte:

1. Stimulationspunkt: Handgelenk, neben der Sehne des M. flexor carpi ulnaris
2. Stimulationspunkt: unterhalb des Ellenbogens ca. 2 cm vor dem Sulcus ulnaris
3. Stimulationspunkt: proximal an der Medialseite des Oberarms im mittleren Drittel (ca. 10 cm über dem 2.Stimulationspunkt) (Zur Stimulation an diesem Punkt muss der Arm um 90° bis 120° abgewinkelt werden. Die Messung der Distanz muss ebenfalls in diesem Winkelgrad erfolgen. Im Sulcus liegt der N. ulnaris tiefer unter der Muskulatur und erfordert eventuell eine höhere Reizstärke.)
4. Stimulationspunkt: in der Axilla
5. Stimulationspunkt: Erb-Punkt

Abstand zwischen Ableitelektrode und Stimulation zur Messung der DML: ca. 7 cm

Notizen:

3.2 Motorische Neurographie

Anatomie:
Fasciculus medialis; C6/C7/C8/Th1

Wichtig

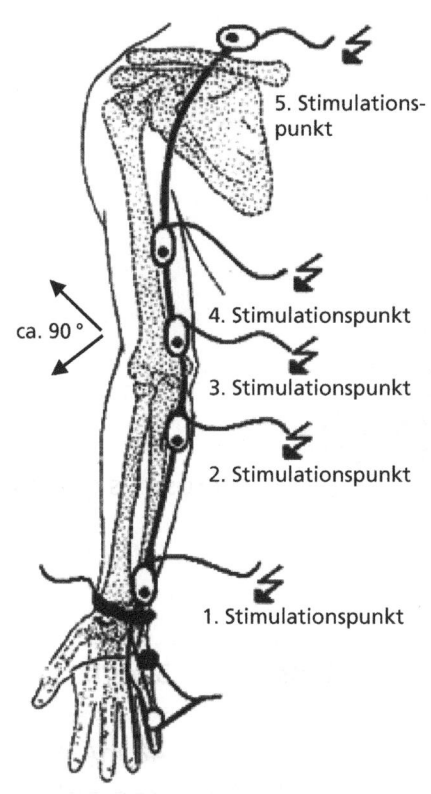

Beugeseitenansicht des Armes

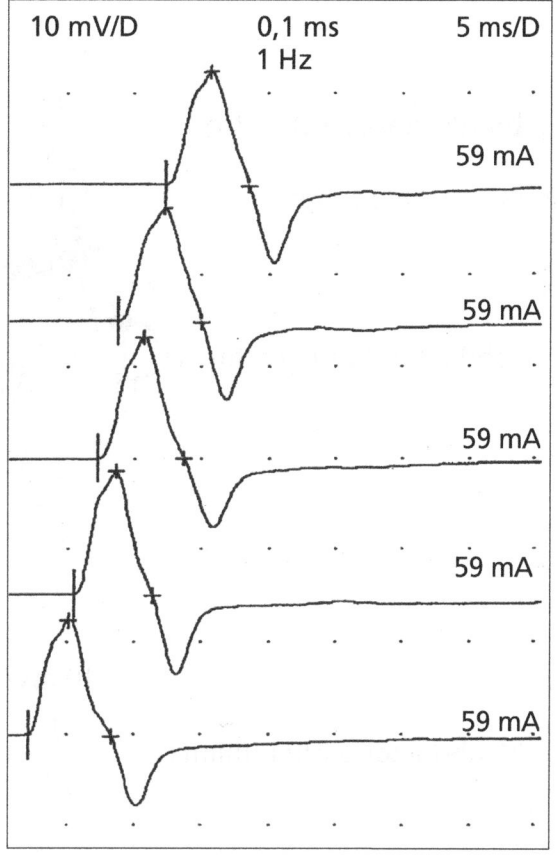

Abb. 124: N. ulnaris

Beugeseitenansicht des Armes

	DML		NLG		Amplitude	
	Mittelwert	Oberer Grenzwert	Mittelwert	Unterer Grenzwert	Mittelwert	Unterer Grenzwert
N. ulnaris	2,7 ms	3,5 ms	58,1 m/s	48,0 m/s	12,0 mV	2,5 mV

Tab. 66: Normwerte N. ulnaris

Eine Herabsetzung der motorischen NLG im Ellenbogensegment im Vergleich zum Unterarmsegment um mehr als 15 ms und eine 50 % Amplitudenminderung des motorischen Aktionspotentials proximal vs. distal spricht für eine Schädigung der Nerven im Sulcus (Milnik 2017). Während der Untersuchung muss der Arm mindestens um 90 Grad angewinkelt sein. Auch die Messstrecke wird so ermittelt.

Notizen:

Motorische Neurographie bei Verdacht auf eine distale Ulnarisläsion
Spezielle Ableitetechnik bei Verdacht auf eine distale Ulnarisläsion, um isolierte Schädigungen des R. profundus nervi ulnaris in der Hohlhand bzw. in der Guyon'schen Loge zu erfassen. Der Ramus dorsalis nervi ulnaris ist nicht betroffen (▶ Kap. 3.1.3).
Zwei Ableitkanäle sind nötig.

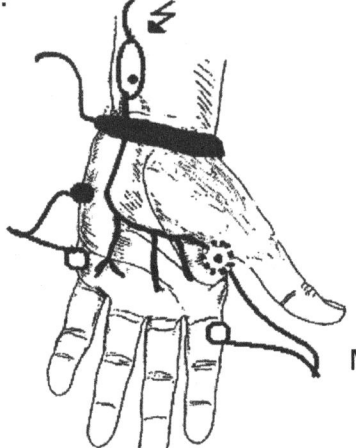

Abb. 125: Motorische Neurographie bei Verdacht auf eine distale Ulnarisläsion

2 Ableitkanäle sind nötig.

Simultane Ableitung:

M. abductor digiti minimi

M. interosseus dorsalis I

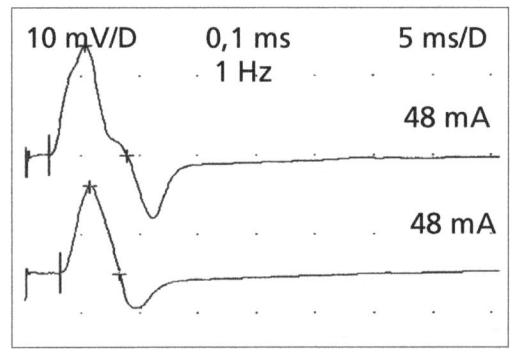

Tab. 67: Normwerte Motorische Neurographie bei Verdacht auf eine distale Ulnarisläsion		
N. ulnaris distal	**Latenz (oberer Grenzwert)**	**maximale Seitendifferenz**
zum M. abductor digiti minimi	3,5 ms	
zum M. interosseus dorsalis I	4,5 ms (maximal 2,0 ms länger als die Latenz zum M. abductor digiti minimi	1,5 ms

Notizen:

Typen des Loge de Guyon Syndroms

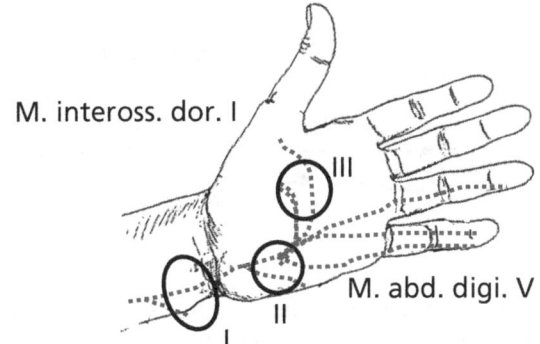

Abb. 126:
Typen des Loge de Guyon Syndroms

Typ I	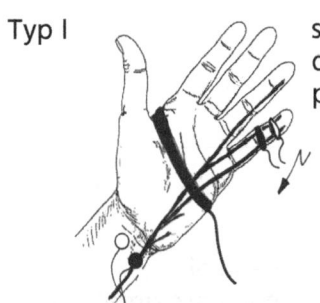	sensible NLG des N. ulnaris: pathologisch	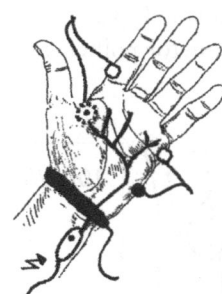 DML zum M. abductor digiti V: pathologisch DML zum M. interosseus I: pathologisch
Typ II	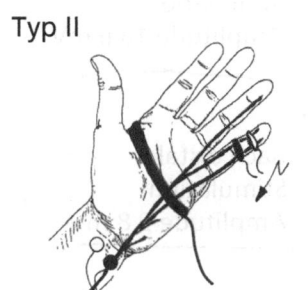	sensible NLG des N. ulnaris: normal	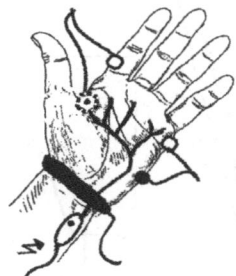 DML zum M. abductor digiti V: pathologisch DML zum M. interosseus I: pathologisch
Typ III	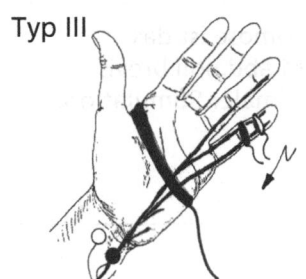	sensible NLG des N. ulnaris: normal	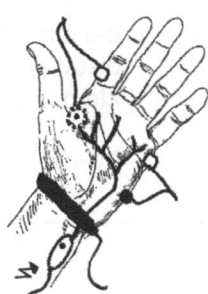 DML zum M. abductor digiti V: normal DML zum M. interosseus I: pathologisch

Innervationsanomalien an den oberen Extremitäten
Bei Innervationsanomalien weicht die übliche Zuordnung der einzelnen Nerven zum Muskel (oder Nerv zum Hautareal) ab. Mitschädigungen eines selbst nicht betroffenen Nervs können dadurch vorgetäuscht werden.

Untersuchungstechnik bei Verdacht auf Fasertransfer vom N. medianus zum N. ulnaris (Martin-Gruber-Anastomose)

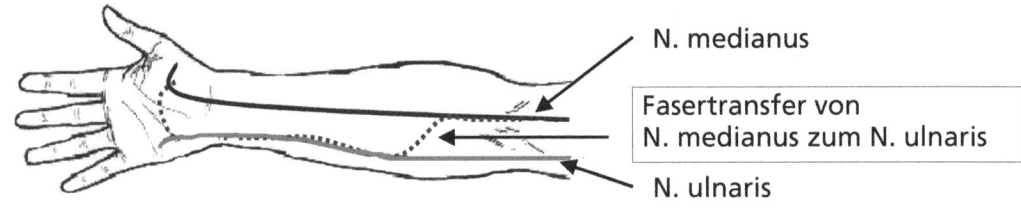

Abb. 126.1: Untersuchungstechnik bei Verdacht auf Fasertransfer vom N. medianus zum N. ulnaris (Martin-Gruber-Anastomose)

Bei der Martin-Gruber-Anastomose wechseln in Höhe des Unterarms ein Teil der Fasern des N. medianus zum N. ulnaris und innervieren den M. abductor pollicis brevis, **ohne** den Karpaltunnel zu passieren,

- den Hypothenar (M. abductor digiti V), Typ 1,
- den M. interosseus dorsalis I, Typ 2,
- oder den Thenar (M. adductor pollicís brevis), Typ 3.

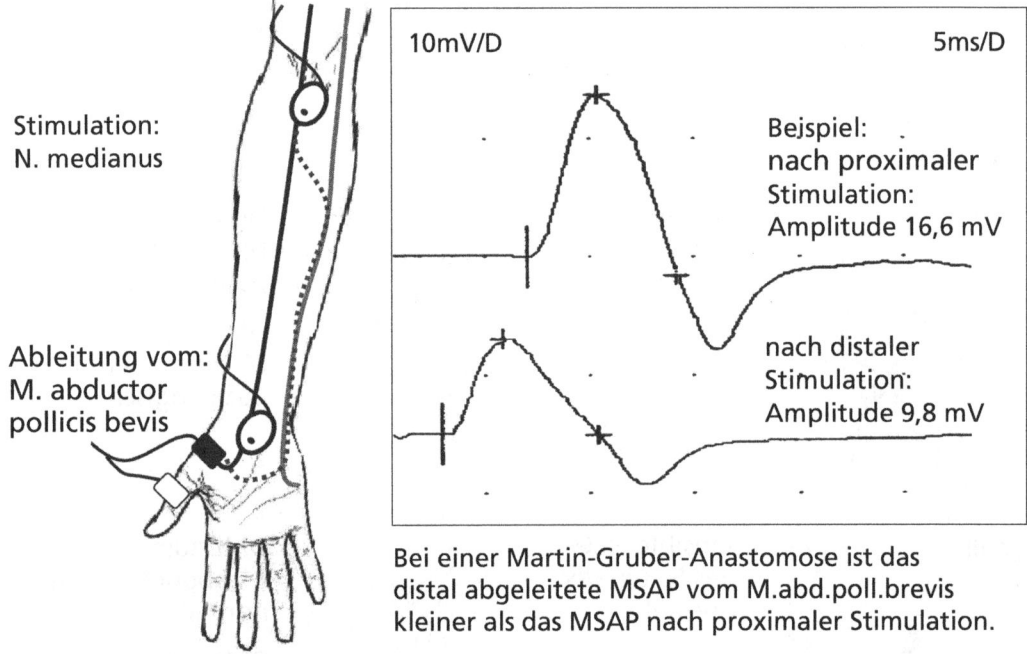

Abb. 126.2: Untersuchungstechnik bei Verdacht auf Fasertransfer vom N. medianus zum N. ulnaris (Martin-Gruber-Anastomose)

Bei einer Martin-Gruber-Anastomose ist das distal abgeleitete MSAP vom M.abd.poll.brevis kleiner als das MSAP nach proximaler Stimulation.

Notizen:

3.2 Motorische Neurographie

Stimulation:
N. medianus

Ableitung vom:

M. interosseus dorsalis I

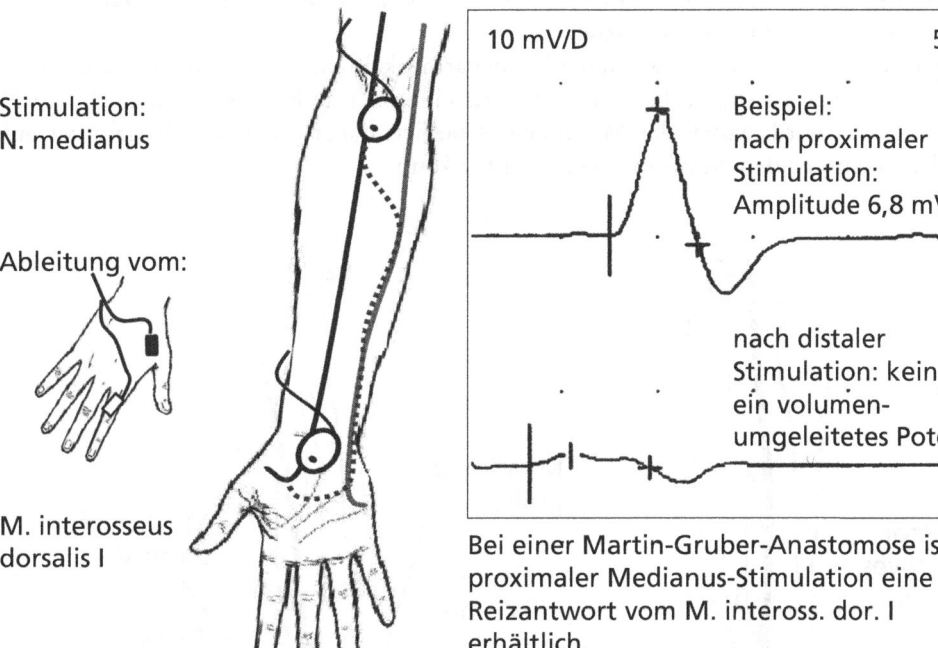

10 mV/D 5 ms/D

Beispiel:
nach proximaler Stimulation:
Amplitude 6,8 mV

nach distaler Stimulation: kein oder ein volumenumgeleitetes Potential

Bei einer Martin-Gruber-Anastomose ist bei proximaler Medianus-Stimulation eine Reizantwort vom M. inteross. dor. I erhältlich.

Abb. 126.3: Untersuchungstechnik bei Verdacht auf Fasertransfer vom N. medianus zum N. ulnaris (Martin-Gruber-Anastomose)

N. ulnaris

Ableitung vom:

M. interosseus dorsalis I

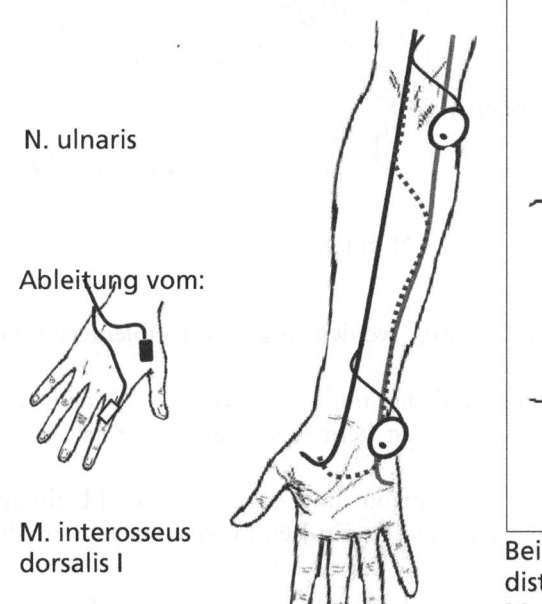 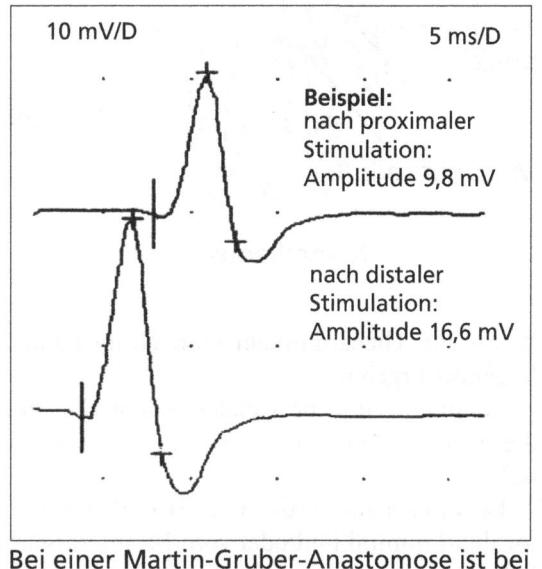

10 mV/D 5 ms/D

Beispiel:
nach proximaler Stimulation:
Amplitude 9,8 mV

nach distaler Stimulation:
Amplitude 16,6 mV

Bei einer Martin-Gruber-Anastomose ist bei distaler Ulnaris-Stimulation das MSAP vom M. inteross. dor. I höher als das MSAP nach proximaler Stimulation.

Abb. 126.4: Untersuchungstechnik bei Verdacht auf Fasertransfer vom N. medianus zum N. ulnaris (Martin-Gruber-Anastomose)

In ganz seltenen Fällen kann es auch zu einem Nervenfasertransfer vom N. ulnaris auf den N. medianus in Höhe des Ellenbogens kommen.

Notizen:

Untersuchungstechnik bei Fasertransfer zwischen N. medianus und N. ulnaris in der Hohlhand (Riche-Cannieu-Anastomose)

Bei dieser Form der Anastomose werden alle Thenarmuskeln vom N. medianus versorgt, allerdings gibt es auch Varianten, bei denen nur der eine oder andere Thenarmuskel vom N. medianus versorgt wird, wobei der M. opponens pollicis dabei die größte Variabilität aufweist und auch von beiden Nerven versorgt werden kann.

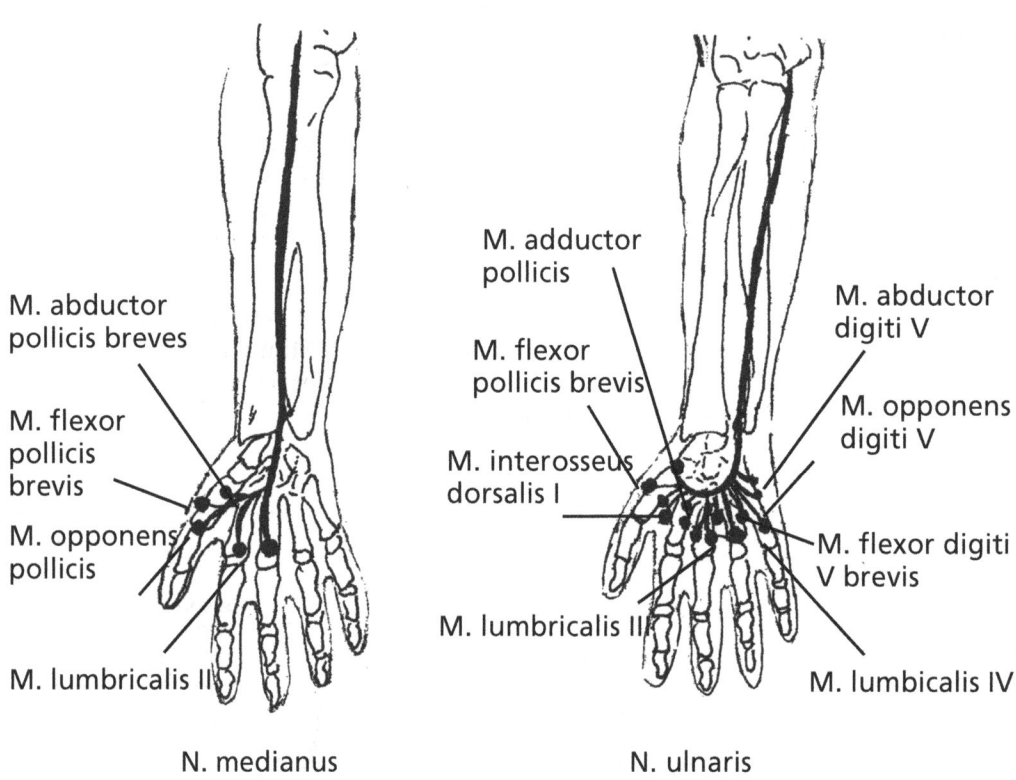

Abb. 127: Versorgungsgebiete des N. medianus und des N. ulnaris

Wenn alle Thenarmuskeln vom N. medianus versorgt werden, ergibt sich ableittechnisch folgendes Ergebnis:

Bei distaler und proximaler Stimulation des N. ulnaris und Ableitung vom M. abductor digiti minimi und/oder vom M. interosseus dorsalis I ist **kein** Reizantwortpotential erhältlich.

Bei distaler und proximaler Stimulation des N. medianus und Ableitung vom M. abductor digiti minimi und/oder vom M. interosseus dorsalis I ist **ein** Reizantwortpotential erhältlich.

Notizen:

3.2 Motorische Neurographie

Untersuchungstechnik bei all ulnar hand
Bei einer all ulnar hand handelt es sich um eine ganz seltene Innervationsanomalie, die oft mit einer angeborenen Missbildung der Extremität verbunden ist. Hierbei werden alle Handmuskeln vom N. ulnaris versorgt.

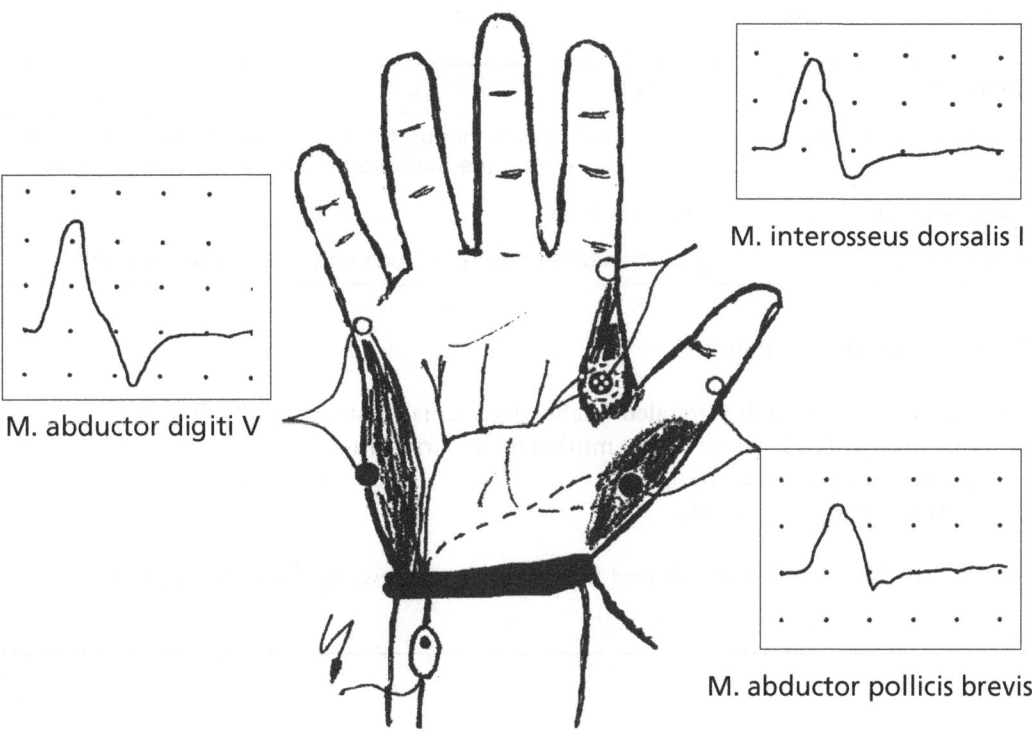

Abb. 128: Untersuchungstechnik bei all ulnar hand

M. interosseus dorsalis I

M. abductor digiti V

M. abductor pollicis brevis

Stimulation des N. ulnaris

Die Zeichnung stellt die Ableitpositionen dar. Die Ableitkurven sind fiktive Darstellungen, um zu demonstrieren, wie die Kurve aussehen könnte.

Notizen:

3.2.3 N. radialis

Speichennerv, versorgt die Strecker des Ober- und Unterarmes, M. anconaeus, die Haut der dorsalen Seite des Ober- und Unterarmes, der radialen Hälfte des Handrückens, der Dorsalränder des 1., 2. und 3. (nur radial) Fingers mit Ausnahme der Endglieder.

Elektrodenpositionen:

Tab. 68: Elektrodenpositionen N. radialis

Elektrode	Position
differente Elektrode:	M. extensor pollicis longus, M. extensor digitorum oder M. extensor indicis (ca. eine Handbreit oberhalb des Handgelenks)
indifferente Elektrode:	über der Ulna
Erdelektrode:	zwischen differenter Elektrode und 1. Stimulationspunkt

Mögliche Stimulationspunkte:

1. Stimulationspunkt: in der lateralen Ellenbeuge medial, distal vom Ellenbogen
2. Stimulationspunkt: Lateralseite des mittleren Oberarmdrittels
3. Stimulationspunkt: in der Axilla
4. Stimulationspunkt: Erb-Punkt

Abstand zwischen Ableitelektrode und Stimulation zur Messung der DML: ca. 7 cm

Notizen:

3.2 Motorische Neurographie

Anatomie:
Fasciculus posterior, (C5)/C6/C7/C8

Wichtig

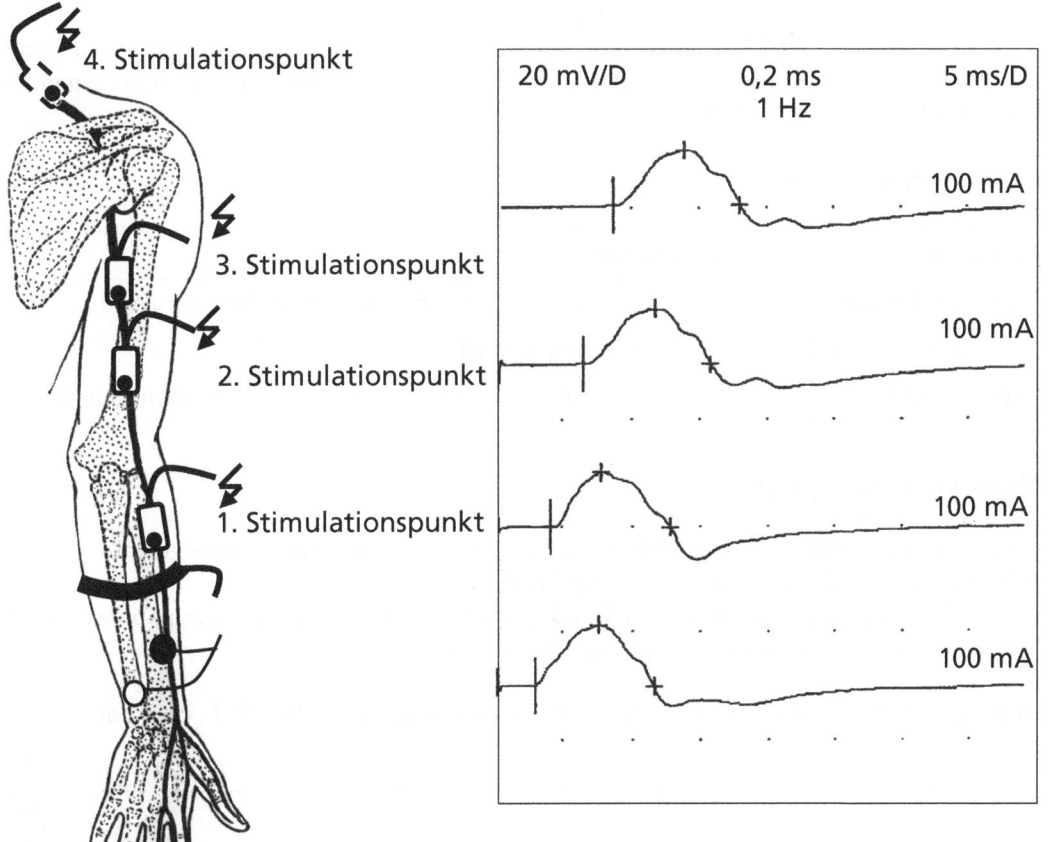

Streckseitenansicht des Armes

Abb. 129:
N. radialis

	DML		NLG		Amplitude	
	Mittelwert	Oberer Grenzwert	Mittelwert	Unterer Grenzwert	Mittelwert	Unterer Grenzwert
N. radialis	2,0 ms	2,6 ms	68,0 m/s	50,0 m/s	6,0 mV	2,0 mV

Tab. 69:
Normwerte
N. radialis

Das Muskelsummenaktionspotential ist oft aufgesplittert.

Wichtig

Notizen:

141

3.2.4 N. peroneus

Wadenbeinnerv, N. peronaeus profundus: aus dem N. peronaeus communis, versorgt die Haut des fibularen Großzehenrückenabschnittes, des tibialen Rückenabschnittes der 2. Zehe, die Zehengrundgelenke I und II und die Tarsometatarsalgelenke, M. extensor digitorum longus und M. extensor hallucis longus.

N. peronaeus superficialis: aus dem N. peronaeus communis, versorgt M. peronaeus longus und brevis, die Haut des tibialen Randes der Großzehe und der gegenüberliegenden Dorsalränder der 2. bis 5. Zehe.

Elektrodenpositionen:

Tab. 70: Elektrodenpositionen N. peronaeus

Elektrode	Position
differente Elektrode:	M. extensor digitorum brevis am dorsalen Fußrücken
indifferente Elektrode:	Kleinzehengrundgelenk
Erdelektrode:	zwischen differenter Elektrode und 1. Stimulationspunkt

Mögliche Stimulationspunkte:

1. Stimulationspunkt: lateral der Tibialis anterior-Sehne in Höhe des Sprunggelenks
2. Stimulationspunkt: distal des Fibulaköpfchens
3. Stimulationspunkt: proximal des Fibulaköpfchens, in der lateralen Fossa poplitea mit einer Distanz vom 2. Stimulationspunkt von mindestens 8 cm

Abstand zwischen Ableitelektrode und Stimulation zur Messung der DML: ca. 8 cm

Notizen:

3.2 Motorische Neurographie

Anatomie:
Plexus sacralis, lateraler Strang des N. ischiadicus; L4/L5/S1

Wichtig

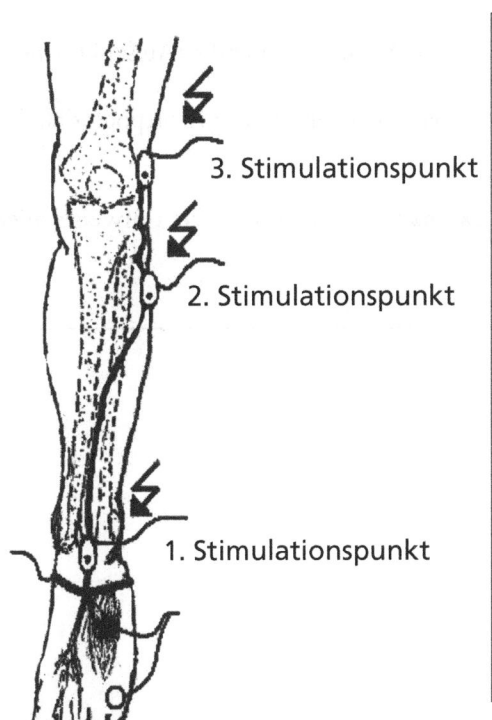

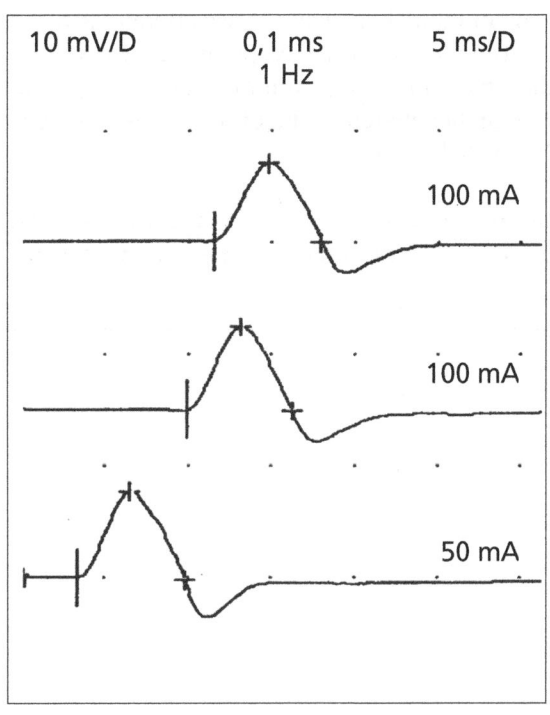

Abb. 130:
N. peronaeus

	DML		NLG		Amplitude	
	Mittewert	Oberer Grenzwert	Mittelwert	Unterer Grenzwert	Mittewert	Unterer Grenzwert
N. peronaeus	3,9 ms	5,0 ms	46,5 m/s	41,2 m/s	9,3 mV	2,1 mV

Tab. 71:
Normwerte
N. peronaeus

Am 3. Stimulationspunkt ist wegen der anatomisch bedingten tieferen Lage des N. peronaeus oft eine höhere Reizstärke nötig.
Ist eine Bestimmung des Muskelsummenaktionspotentials wegen einer Atrophie des M. extensor digitorum brevis nicht möglich, besteht die Möglichkeit, die Überleitungszeit zum M. tibialis anterior zu bestimmen. Der Nerv wird distal des Fibulaköpfchens stimuliert und das Antwortpotential mit Oberflächenelektroden über dem M. tibialis anterior abgeleitet. Mit dieser Methode ist nur eine Bestimmung der Latenz möglich.

Wichtig

Notizen:

Innervationsanomalien an den unteren Extremitäten
N. peronaeus accessorius (fakultativer Ast des N. peronaeus superficialis)
Die Stimulation des N. peronaeus accessorius empfiehlt sich, wenn sich nach elektrischer Reizung des N. peronaeus profundus in Höhe des Sprunggelenks (1) und Ableitung vom M. extensor digitorum brevis kein oder nur ein kleineres Potential als bei Stimulation des Nerven am Fibulaköpfchen (2) registrieren lässt.

Stimuliert wird der N. peronaeus accessorius (3) am Malleolus lateralis (Außenknöchel), die Ableitung erfolgt vom M. extensor digitorum brevis.

Nur bei Bestehen dieses accessorischen Astes erhält man ein Reizantwortpotential, im Normalfall nicht.

Bei dieser Innervationsanomalie wird der M. extensor digitorum brevis teilweise oder ganz vom N. peronaeus accessorius versorgt.

Notizen:

Nachweis eines N. peronaeus accessorius:

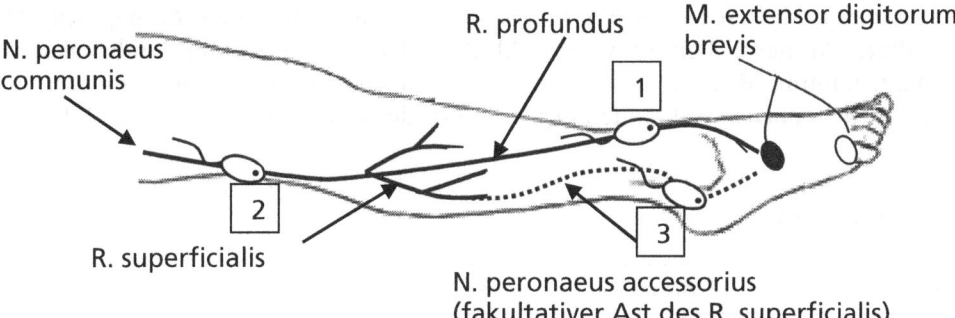

Abb. 131:
Nachweis eines
N. peronaeus
accessorius

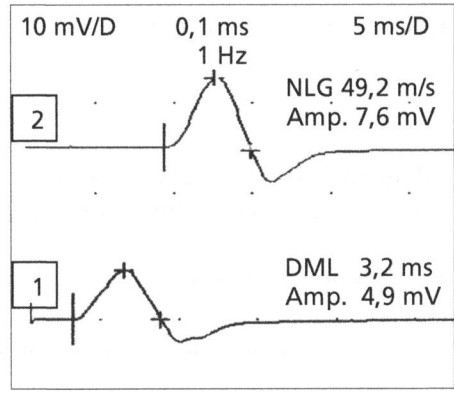 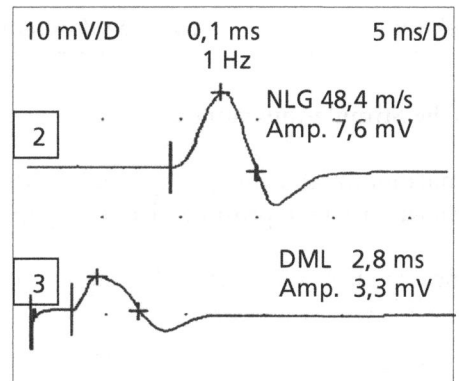

Beispiel

Abb. 132:
Nachweis eines
N. peronaeus
accessorius Beispiel

1. Schritt:
Stimulation des N. peronaeus profundus in Höhe des Sprunggelenks (1) und am Fibulaköpfchen (2) und Ableitung vom M. extensor digitorum brevis.
2. Schritt:
Stimulation des N. peronaeus accessorius am Außenknöchel (3) (nur bei Bestehen eines accessorischen Astes erhält man hier ein Reizantwortpotential) und am Fibulaköpfchen (2) und Ableitung vom M. extensor digitorum brevis.

In ganz seltenen Fällen kann es auch zu einem Nervenfasertransfer vom N. tibialis auf den N. peronaeus communis kommen oder zu einer Innervation des M. extensor digitorum brevis ausschließlich durch den N. tibialis.

Notizen:

3.2.5 N. tibialis

Schienenbeinnerv, versorgt Knie- und Fußgelenk, M. gastrocnemius, M. plantaris, M. soleus, M. tibialis posterior, M. flexor digitorum longus, M. flexor hallucis longus, M. popliteus, M. abductor hallucis, M. flexor digitorum brevis, M. flexor hallucis brevis, Mm. lumbricales, M. abductor digiti minimi, M. quadratus plantae, M. flexor digiti minimi, Mm. interossei, die Haut der Ferse, des lateralen Fußrandes, der Fußsohle, des medialen Fußrandes und der Zehen.

Elektrodenpositionen:

Tab. 72: Elektrodenpositionen N. tibialis

Elektrode	Position
differente Elektrode:	M. abductor hallucis brevis im Fußgewölbe
indifferente Elektrode:	Großzehengrundgelenk
Erdelektrode:	zwischen differenter Elektrode und 1. Stimulationspunkt

Mögliche Stimulationspunkte:

1. Stimulationspunkt: am Sprunggelenk, seitlich und oberhalb des Malleolus medialis
2. Stimulationspunkt: proximal der Fossa poplitea, etwa 1 cm lateral der Mitte der Kniekehle

Abstand zwischen Ableitelektrode und Stimulation zur Messung der DML: ca. 8 cm

Notizen:

3.2 Motorische Neurographie

Anatomie:
Plexus sacralis, medialer Ast des N. ischiadicus; L5/S1/S2

Wichtig

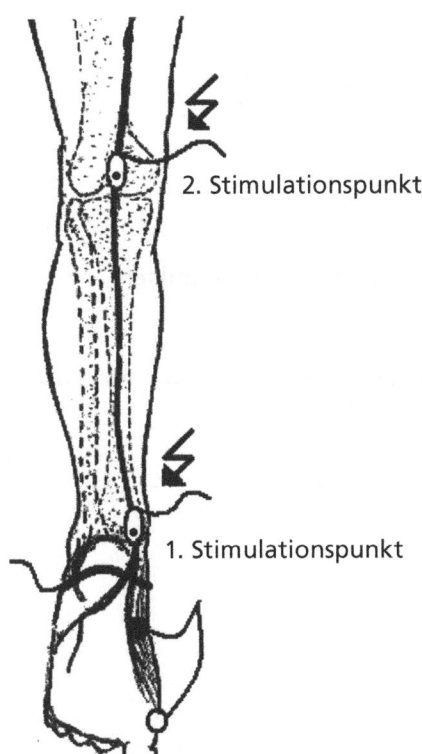

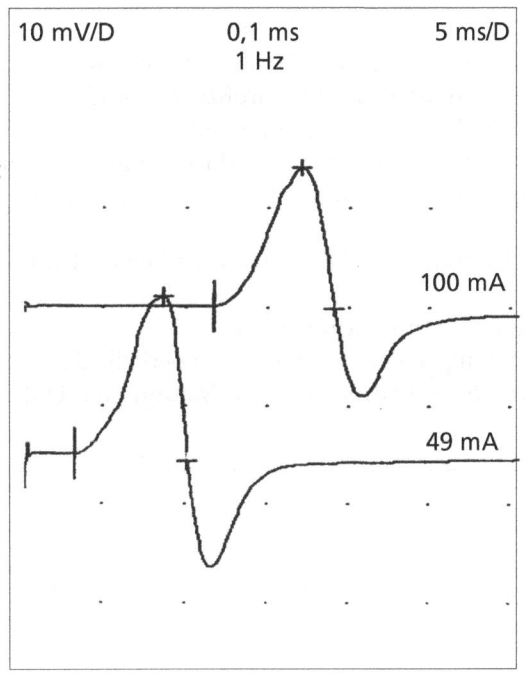

Abb. 133:
N. tibialis

Tab. 73:
Normwerte
N. tibialis

	DML		NLG		Amplitude	
	Mittelwert	Oberer Grenzwert	Mittelwert	Unterer Grenzwert	Mittelwert	Unterer Grenzwert
N. tibialis	4,3 ms	5,1 ms	47,5 m/s	40,0 m/s	15,1 mV	2,9 mV

Mitunter ist es notwendig, zur Stimulation des N. tibialis in der Kniekehle die Reizstärke, eventuell auch die Reizbreite, zu erhöhen, da der Nerv in seinem proximalen Verlauf tiefer liegt als bei distaler Stimulation.

Wichtig

Notizen:

Motorische Neurographie bei Verdacht auf ein Tarsaltunnelsyndrom:
Zwei Ableitkanäle sind nötig.

Elektrodenpositionen:
Simultane Ableitung des:

1. M. abductor hallucis brevis
   differente Elektrode: M. abductor hallucis brevis im Fußgewölbe
   indifferente Elektrode: Großzehengrundgelenk
2. M. abductor digiti minimi pedis
   differente Elektrode: M. abductor digiti minimi pedis
   indifferente Elektrode: Kleinzehengrundgelenk

Erdelektrode: zwischen differenten Elektroden und den Stimulationspunkten

Mögliche Stimulationspunkte:
am Sprunggelenk, seitlich und oberhalb des Malleolus medialis Abstand zwischen Ableitelektrode und Stimulation zur Messung der DML: ca. 8 bzw. 11 cm

Notizen:

3.2 Motorische Neurographie

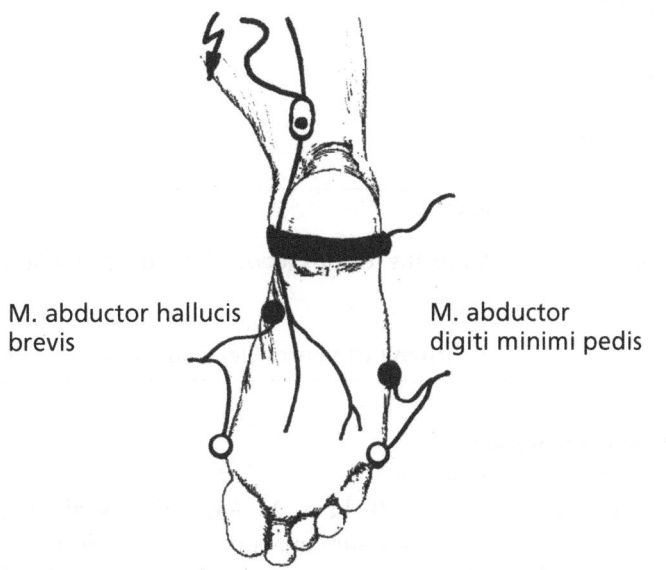

M. abductor hallucis brevis

M. abductor digiti minimi pedis

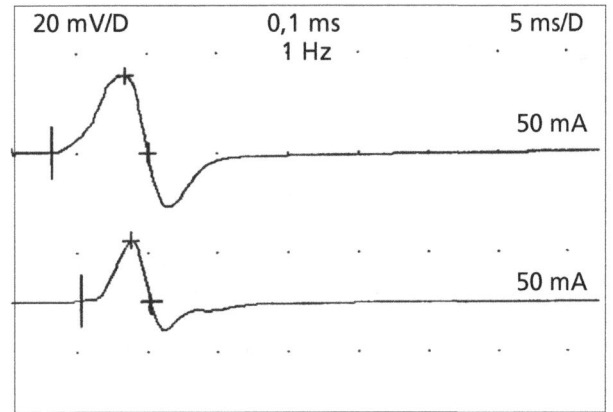

M. abductor hallucis brevis

M. abductor digiti minimi pedis

Abb. 134: Motorische Neurographie bei Verdacht auf ein Tarsaltunnelsyndrom

N. tibialis distal	Latenz		Amplitude	
	Mittelwert	Oberer Grenzwert	Mittelwert	Unterer Grenzwert
M. abductor hallucis	4,3 ms	5,1 ms	6,5 mV	2,0 mV
M. abductor digiti minimi pedis	4,8 ms	6,3 ms	6,3 mV	2,0 mV

Tab. 74: Normwerte N. tibialis

Notizen:

3.2.6 N. femoralis

Oberschenkelnerv

Elektrodenpositionen:

Tab. 75: Elektrodenpositionen N. femoralis

Elektrode	Position
differente Elektrode:	M. rectus femoris (etwa 15 cm distal der Stimulationselektrode)
indifferente Elektrode:	Patella
Erdelektrode:	zwischen differenter Elektrode und Stimulationspunkt

Möglicher Stimulationspunkt:
am Leistenband lateral der A. femoralis

Bei tiefer liegenden Nerven (wie z. B. beim N. femoralis) wird die Reizelektrode quer zum Nervenverlauf positioniert, um eine supramaximale Stimulation zu gewährleisten. Abstand zwischen Ableitelektrode und Stimulation zur Messung der DML: ca. 15 cm

Notizen:

3.2 Motorische Neurographie

Anatomie:
Plexus lumbalis; (L1), L2/L3/L4

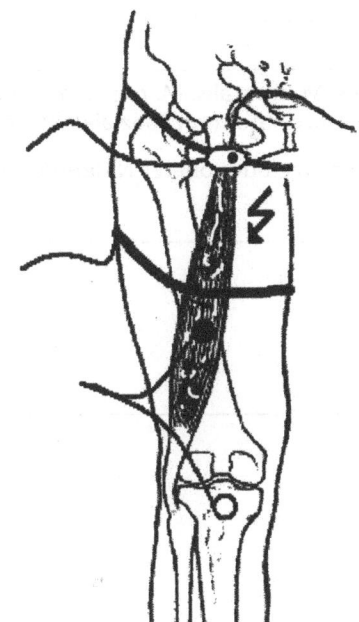
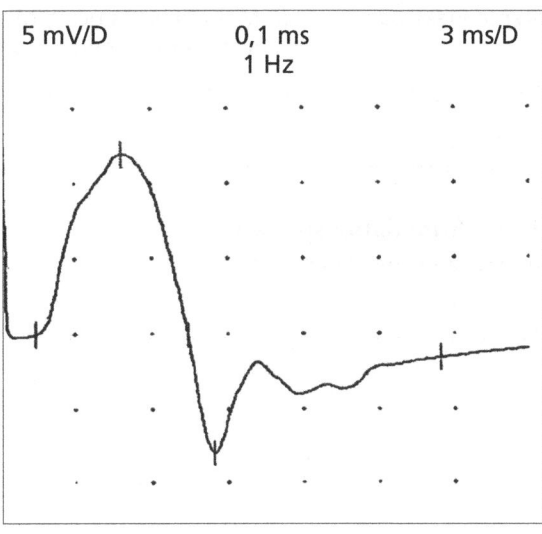

Abb. 135:
N. femoralis

	Distanz	Überleitungszeit
		oberer Grenzwert
M. rectus femoris	15 cm	6,0 ms

Tab. 76:
Normwerte
N. femoralis

Bei der Neurographie des N. femoralis muss die Bestimmung der Latenz und des Muskelsummenaktionspotentials immer im Seitenvergleich erfolgen.
Ist es nicht möglich, mit dieser Untersuchungstechnik den N. femoralis zu untersuchen, wäre auch eine transkutane magnetische Stimulation eine mögliche Methode (▶ Kap. 2.4.6).

Wichtig

Notizen:

3.2.7 N. facialis

VII. Hirnnerv

Elektrodenpositionen:

Tab. 77: Elektrodenpositionen N. facialis

Elektrode	Position
differente Elektrode:	z. B. M. orbicularis oculi, M. nasalis, M. frontalis, M. orbicularis oris, M. levator labii superioris oder M. buccinator (mit Spezialelektroden)
indifferente Elektrode:	am ipsilateralen Nasenflügel, Kinnspitze oder oberer Nasenrücken
Erdelektrode:	am Oberarm

Möglicher Stimulationspunkt:
vor, hinter oder unter dem Ohr

Notizen:

3.2 Motorische Neurographie

Anatomie:
Austritt durch das Foramen stylomastoideum

Wichtig

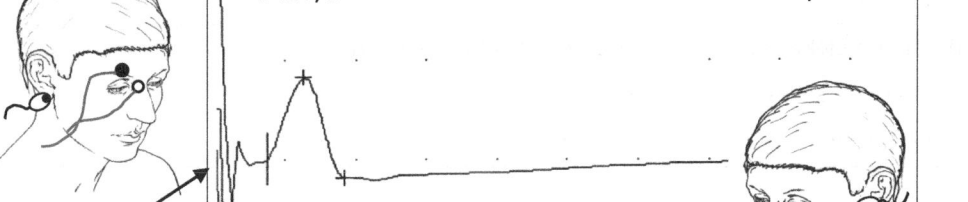

Abb. 136:
N. facialis

	Distanz	Überleitungszeit
		oberer Grenzwert
N. facialis	5–6 cm	4,5 ms

Tab. 78:
Normwerte
N. facialis

Bei der Neurographie des N. facialis muss die Bestimmung der Latenz und des Muskelsummenaktionspotentials immer im Seitenvergleich erfolgen. Seitendifferenzen der Amplituden über 50 % sind pathologisch zu werten.
Der Nerv eignet sich gut für die repetitive Stimulation (▶ Kap. 8).

Wichtig

Notizen:

3.2.8 N. accessorius

XI. Hirnnerv

Elektrodenpositionen:

Tab. 79: Elektrodenpositionen N. accessorius

Elektrode	Position
differente Elektrode:	Oberrand des M. trapezius
indifferente Elektrode:	mittlere Clavicula
Erdelektrode:	am Oberarm

Möglicher Stimulationspunkt:

- hinter dem Sternocleidomastoideus, ca. 3–4 cm unterhalb des Kieferwinkels
- Abstand zwischen Ableitelektrode und Stimulation zur Messung der Latenz: ca. 10–12 cm

Der N. accessorius ist ein rein motorischer Nerv und eignet sich daher besonders gut für die repetitive Stimulation.
Die Nervenstimulation für die repetitive Stimulation erfolgt zunächst in Einzelreizen, auf diese Weise werden die supramaximale Reizschwelle und der optimale Reizort bestimmt.

Notizen:

3.2 Motorische Neurographie

Anatomie:
C1–C6

Wichtig

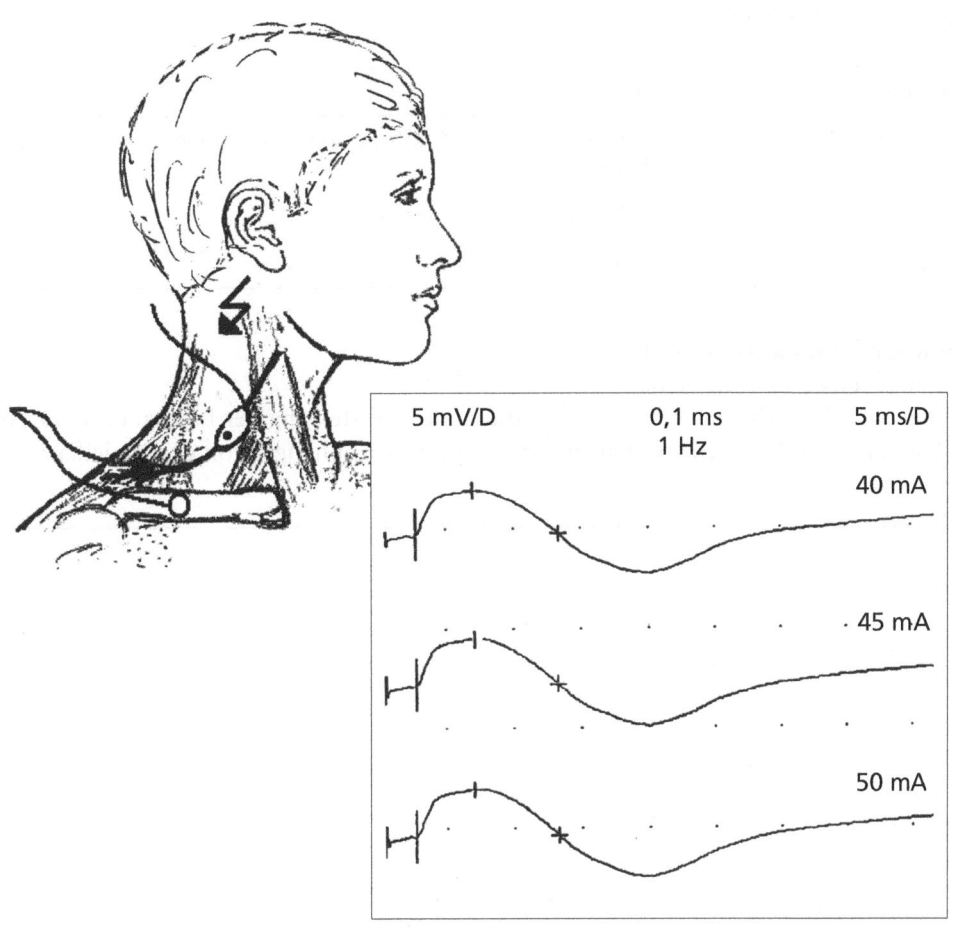

Abb. 137:
N. accessorius

Weitere Nerv-Muskel-Kombinationen, die sich für die Routine-Diagnostik bei repetitiver Stimulation eignen:

N. axillaris – M. deltoideus
N. facialis – M. nasalis, M. orbicularis oris oder M. orbicularis oculi
N. ulnaris – M. abductor digiti V
N. medianus – M. abductor pollicis brevis
(▶ Kap. 8)

Notizen:

3.2.9 N. suprascapularis

Versorgt den M. supraspinatus und M. infraspinatus, außerdem Bänder und Kapselanteile des Schultergelenks.

Elektrodenpositionen:

Tab. 80: Elektrodenpositionen N. suprascapularis

Elektrode	Position
differente Elektrode:	M. supraspinatus, M. infraspinatus (Oberflächen- oder Nadelelektroden)
indifferente Elektrode:	ipsilateraler Oberarmansatz
Erdelektrode:	am Oberarm

Möglicher Stimulationspunkt:
Erb-Punkt (Fossa supraclavicularis)
Abstand zwischen Ableitelektrode und Stimulation zur Messung der Latenz: ca. 8–17 cm
Bei Ableitung mit Nadelelektroden sind die Normwerte abhängig von der Nadellage.

Notizen:

3.2 Motorische Neurographie

Anatomie:
C4–C6, Truncus superior

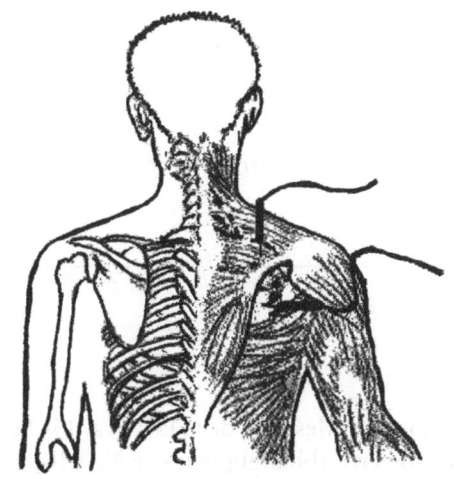

Rückenansicht

Platzierung der Reizelektrode bei
Stimulation in der
Fossa supraclavicularis (Erb-Punkt)

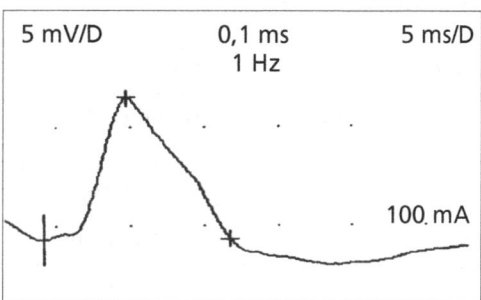

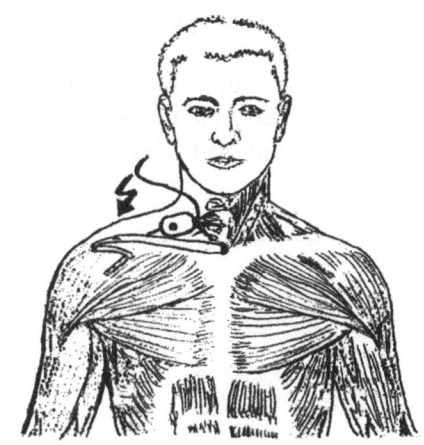

Abb. 138:
N. suprascapularis

	Distanz	**Überleitungszeit**	
		Mittelwert	oberer Grenzwert
M. supraspinatus	8,5 cm	2,7 ms	3,5 ms
	10,5 cm	2,8 ms	3,5 ms
M. infraspinatus	14,0 cm	3,5 ms	4,5 ms
	17,0 cm	3,5 ms	4,6 ms

Tab. 81:
Normwerte
N. suprascapularis

Bei der Neurographie des N. suprascapularis muss die Bestimmung der Latenz und des Muskelsummenaktionspotentials immer im Seitenvergleich erfolgen.

Wichtig

Notizen:

3.2.10 N. axillaris

Versorgt motorisch das Schultergelenk, den M teres minor, M. deltoideus und sensibel (als N. cutaneus brachii lateralis superior) die Haut der seitlichen Schulter.

Elektrodenpositionen:

Tab. 82: Elektrodenpositionen N. axillaris

Elektrode	Position
differente Elektrode:	M. deltoideus
indifferente Elektrode:	ca. 3–4 cm von der differenten Elektrode entfernt, am Muskelsehnenansatz
Erdelektrode:	am Oberarm

Möglicher Stimulationspunkt:

- Erb-Punkt (Fossa supraclavicularis)
- Abstand zwischen Ableitelektrode und Stimulation zur Messung der DML: ca. 15–18 cm
- Bei Ableitung mit Nadelelektroden sind die Normwerte abhängig von der Nadellage.

Notizen:

3.2 Motorische Neurographie

Anatomie:
C5, C6; Fasciculus posterior

Wichtig

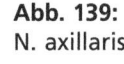
Abb. 139:
N. axillaris

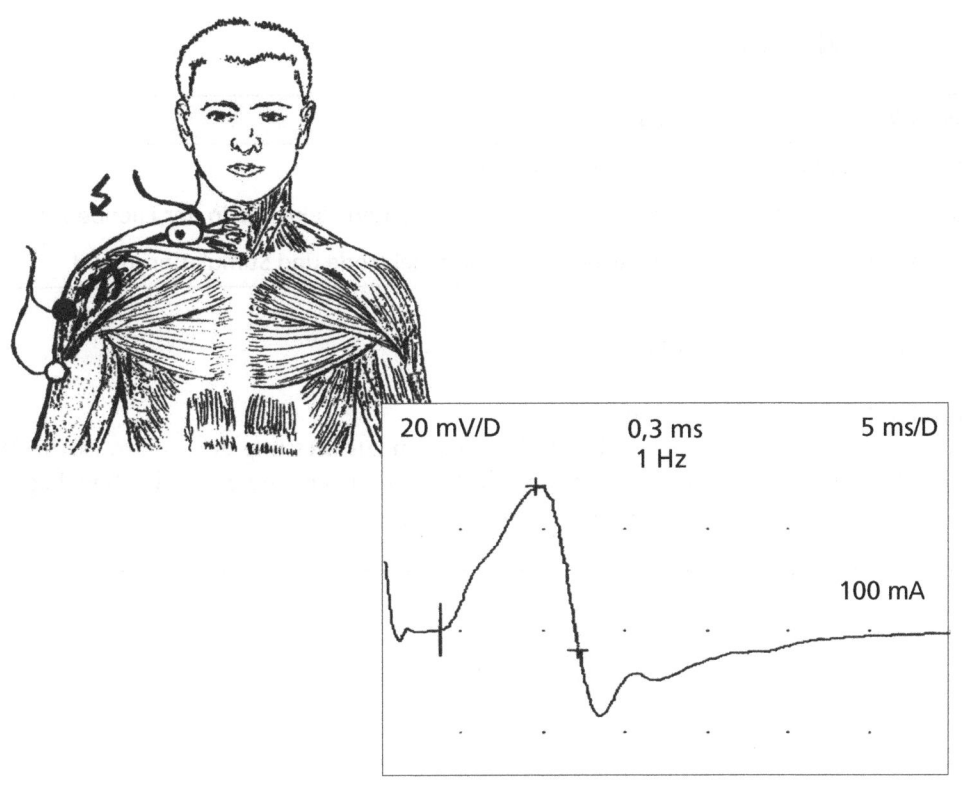

	Distanz	Überleitungszeit	
		Mittelwert	oberer Grenzwert
M. deltoideus	15,5 cm	4,5 ms	5,2 ms
	18,5 cm	4,6 ms	5,5 ms

Tab. 83:
Normwerte
N. axillaris

Bei der Neurographie des N. axillaris muss die Bestimmung der Latenz und des Muskelsummenaktionspotentials immer im Seitenvergleich erfolgen.

Wichtig

Notizen:

3.2.11 N. musculocutaneus

Aus dem Plexus brachialis; versorgt motorisch den M. coracobrachialis, M. biceps brachii, M. brachialis und sensibel als N. cutaneus antebrachii (▶ Kap. 3.1.5) die laterale Seite des Unterarms.

Elektrodenpositionen:

Tab. 84: Elektrodenpositionen N. musculocutaneus

Elektrode	Position
differente Elektrode:	M. biceps brachii
indifferente Elektrode:	3–4 cm distal der differenten Elektrode in der Ellenbeuge
Erdelektrode:	zwischen differenter Elektrode und Stimulationspunkt

Möglicher Stimulationspunkt:

- Erb-Punkt (Fossa supraclavicularis)
- Abstand zwischen Ableitelektrode und Stimulation zur Messung der Latenz: ca. 20–28 cm
- Bei Ableitung mit Nadelelektroden sind die Normwerte abhängig von der Nadellage.

Notizen:

3.2 Motorische Neurographie

Anatomie:
Fasciculus lateralis; C5/C6/C7

Wichtig

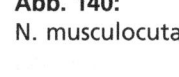

Abb. 140:
N. musculocutaneus

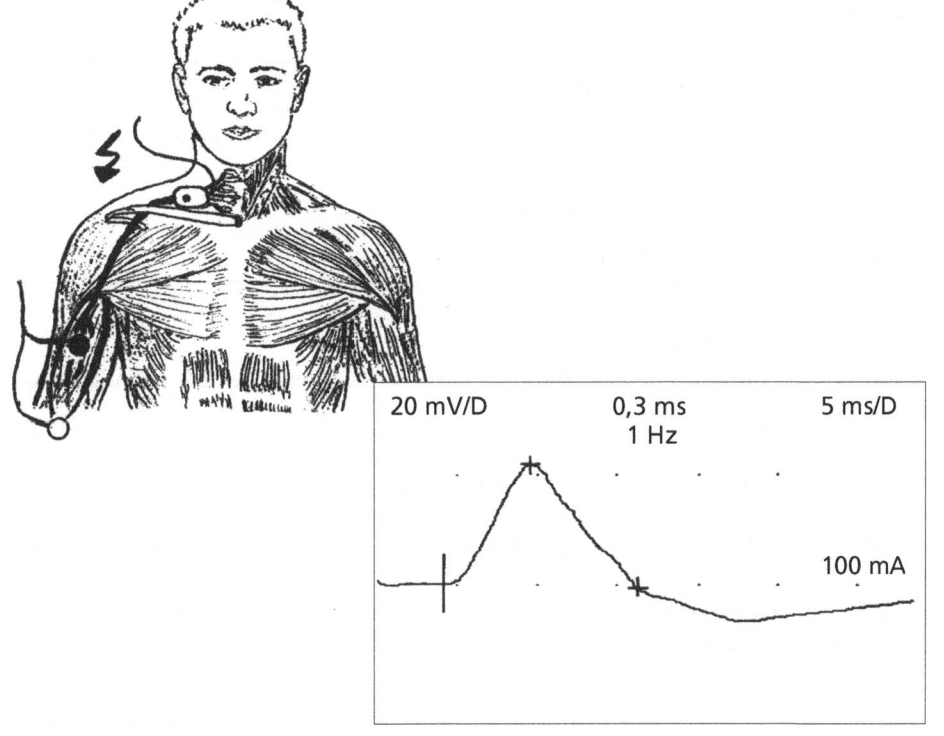

Tab. 85:
Normwerte
N. musculocutaneus

	Distanz	Überleitungszeit	
		Mittelwert	oberer Grenzwert
M. biceps brachii	20,0 cm	4,8 ms	5,9 ms
	24,0 cm	4,9 ms	6,0 ms
	28,0 cm	5,2 ms	6,1 ms

Bei der Neurographie des N. musculocutaneus muss die Bestimmung der Latenz und des Muskelsummenaktionspotentials immer im Seitenvergleich erfolgen.

Wichtig

Notizen:

3.2.12 N. phrenicus

Versorgt motorisch das Zwerchfell und sensibel die Pleura parietalis (Pars mediastinalis und diaphragmatica), das Perikard, das Peritoneum (besonders der Leber, der Gallenblase und des Mageneingangs).

Elektrodenpositionen:

Tab. 86: Elektrodenpositionen N. phrenicus

Elektrode	Position
differente Elektrode:	Zwerchfellmuskulatur in Höhe der 7. ICR im Bereich der vorderen Axillarlinie
indifferente Elektrode:	über dem Xiphoid
Erdelektrode:	am Oberarm

Möglicher Stimulationspunkt:
Stimulation des N. phrenicus am seitlichen Halsdreieck, lateral des M. sternocleidomastoideus, in der Höhe des Larynx.

Die Ableitung des N. phrenicus braucht etwas Übung.
Die Reizbreite sollte nicht größer als 0,2 ms gewählt werden.
Zunächst mit niedrigen Reizstärken beginnen und dann steigern. Die Reizantwortpotentiale sollten eine Latenz von ca. 6 ms bis 9,3 ms haben.
Frühere Reizantworten entstehen durch volumenumgeleitete Reizantworten bei Miterregung des Plexus brachialis.

Notizen:

Anatomie:
C3 und C4, mit Anteilen aus C5

Abb. 141:
N. phrenicus

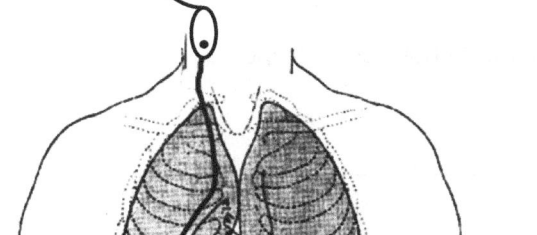

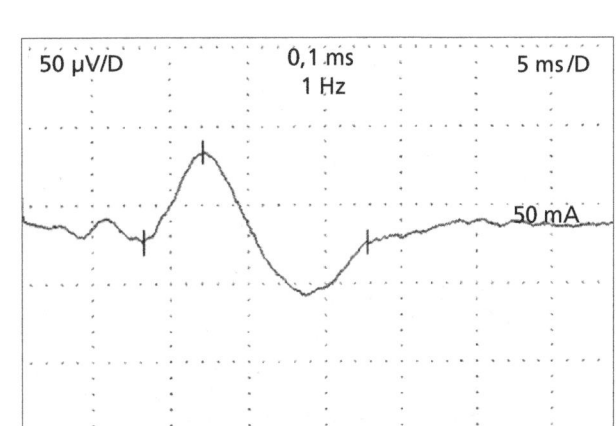

	Überleitungszeit	Amplitude
Zwerchfell	6,9 bis 9,3 ms	200–1.000 µV

Tab. 87:
Normwerte
N. phrenicus

Bei der Neurographie des N. phrenicus muss die Bestimmung der Überleitung und des Muskelsummenaktionspotentials immer im Seitenvergleich erfolgen. Eine Seitendifferenz der Amplituden über 50 % ist als pathologisch zu werten.

Wichtig

Notizen:

3.2.13 N. thoracicus longus

Versorgt motorisch den Musculus serratus anterior

Elektrodenpositionen:

Tab. 88: Elektrodenpositionen N. thoracicus longus

Elektrode	Position
differente Elektrode:	M. serratus anterior in Höhe der 5. Rippe
indifferente Elektrode:	ca. 6. oder 7. Rippe
Erdelektrode:	am Oberarm

Möglicher Stimulationspunkt:
Stimulation des N. thoracicus longus am Erbschen Punkt.

Notizen:

Anatomie:
C5–C7

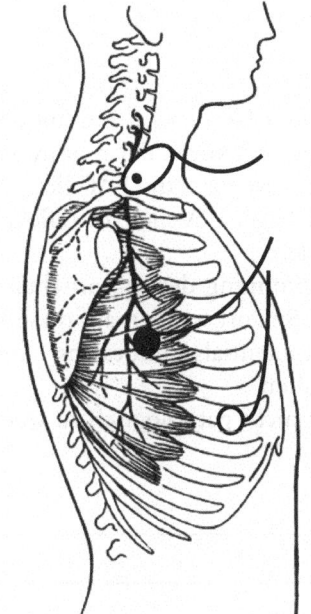

Abb. 142:
N. thoracicus longus

	Überleitungszeit	Amplitude
M. serratus anterior	3,3 ms–4,8 ms	im Seitenvergleich beurteilen

Tab. 89:
Normwerte
N. thoracicus longus

Bei der Neurographie des N. thoracicus longus muss die Bestimmung der Überleitung und des Muskelsummenaktionspotentials immer im Seitenvergleich erfolgen. Eine Seitendifferenz der Amplituden über 50 % ist als pathologisch zu werten.

Wichtig

Notizen:

4 F-Wellen

Bei peripherer Stimulation eines motorischen oder gemischten Nervs wird ein antidromer Impuls am Alpha-Motoneuron ohne synaptische Umschaltung reflektiert, der nun in orthodromer Richtung geleitete Impuls löst im Muskel eine Spätantwort aus – die F-Welle.

Nur ein kleiner Teil der Motoneurone (2–5 %) ist in der Lage, F-Wellen zu reflektieren, deshalb ergibt sich diese Variabilität in Latenz und Amplitude.

Die F-Wellenstimulation kann unmittelbar nach der Bestimmung der motorischen Neurographie erfolgen. Die optimale Stimulationsstärke und der Reizort wurden auf diese Weise schon ermittelt. Dabei sollte die Amplitude des Reizantwortpotentials mindestens 1 mV betragen, bei niedrigeren Amplituden ist keine F-Welle zu erhalten.

Eine fehlende F-Antwort bei Stimulation des N. peroneus ist nicht pathologisch zu werten.

Technik:

Tab. 90: Technik F-Wellen

Ableitparameter	Werte
Filter:	100 Hz bis 10 kHz
Verstärkung:	0,1 bis 1 mV/D (amplitudenabhängig) Anmerkung: Die meisten Geräte bieten ein spezielles F-Wellenprogramm mit einem split screen, d. h. der Bildschirm wird gesplittet, um die M-Antwort (mit einer höheren Amplitude) und die F-Welle (mit einer niedrigen Amplitude) gleichzeitig deutlich darzustellen
Zeitablenkung:	für die Beine 10 ms/D für die Arme 5 ms/D
Reizbreite:	0,1–0,2 ms
Reizstärke:	supramaximal
Averaging:	nein
Stimulationsfrequenz:	ca. alle 2 Sekunden
Zahl der Stimulation:	mindestens 10 Stimuli (um die Persistenz festzustellen)

Elektrodenposition:
Die Anordnung der Elektroden sowie der Stimulations- und Ableitorte entsprechen denen der motorischen Neurographie.

Notizen:

4 F-Wellen

> Kathode der Reizelektrode Richtung proximal!

Achtung

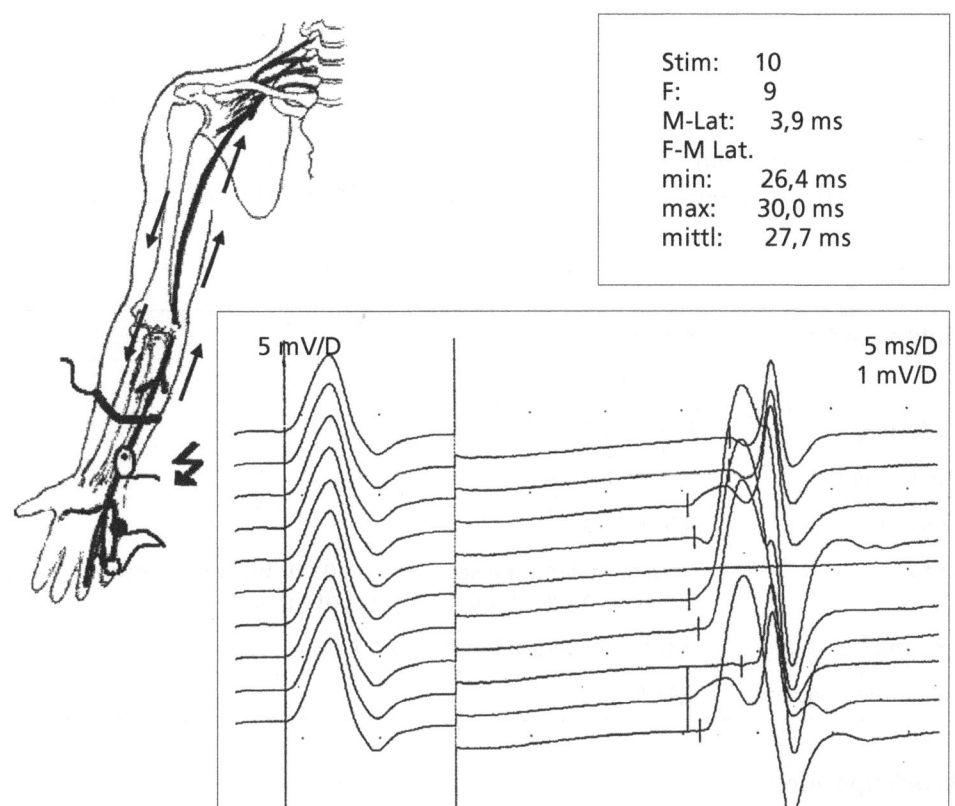

Abb. 143:
F-Wellen

Stim: 10
F: 9
M-Lat: 3,9 ms
F-M Lat.
min: 26,4 ms
max: 30,0 ms
mittl: 27,7 ms

F-Welle	Latenz bei Körpergröße					
	147–160 cm		163–175 cm		178–193 cm	
	m	m+2 SD	m	m+2 SD	m	m+2 SD
N. peronaeus	43,0 ms	53,5 ms	45,0 ms	56,9 ms	48,0 ms	60,1 ms
N. tibialis	43,5 ms	55,0 ms	47,0 ms	58,0 ms	50,0 ms	65,0 ms
N. medianus	26,6 ms	31,0 ms				
N. ulnaris	27,0 ms	31,0 ms				

Tab. 91:
Normwerte F-Wellen

Eine Persistenz von weniger als 50 % nach 10 ausgelösten Stimuli und eine Chronodispersion bei den Armnerven ab 4 ms und den Beinnerven ab 6 ms sind als pathologisch zu bewerten.

Wichtig

Notizen:

5 H-Reflex

Der H-Reflex ist ein elektrisch ausgelöster monosynaptischer Eigenreflex und gibt diagnostisch wichtige Informationen über die Impulsleitung in den proximalen Nervenabschnitten.

Technik:

Tab. 92: H-Reflex

Ableitparameter	Werte
Filter:	20 Hz bis 10 kHz
Verstärkung:	0,5–5 mV/D
Zeitablenkung:	5 oder 10 ms/D
Reizbreite:	0,5–1,0 ms
Reizstärke:	Reizstärke langsam steigern von 0 mV bis zur Auslösung eines maximalen Muskelsummenaktionspotentials
Averaging	nicht erforderlich/Einzelreize
Stimulationsfrequenz:	0,5 Hz

Elektrodenposition:

Tab. 93: Elektrodenposition H-Reflex

M. soleus:	
different:	M. soleus (Nadel- oder Oberflächenelektrode)
indifferent:	Achilles-Sehne mit (Nadel- oder Oberflächenelektrode)
Reizelektrode:	Stimulation des N. tibialis in der Kniekehle
M. flexor carpi radialis:	
different:	Übergang zwischen proximalen mittlerem Unterarmdrittel (Nadel- oder Oberflächenelektrode)
indifferent:	über dem mittleren Handwurzelknochen
Reizelektrode:	Stimulation des N. medianus in der Ellenbeuge
Erdelektrode:	zwischen differenter Elektrode und Stimulationspunkt

Untersuchungsbedingungen:
Untersuchung in Bauchlage (M. soleus), entspannte Körperhaltung

Notizen:

Reizblock mit der Kathode Richtung proximal!

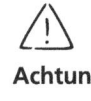

Achtung

Abb. 144:
H-Reflex

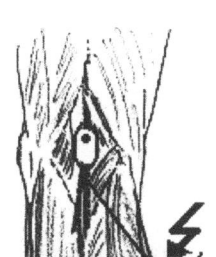
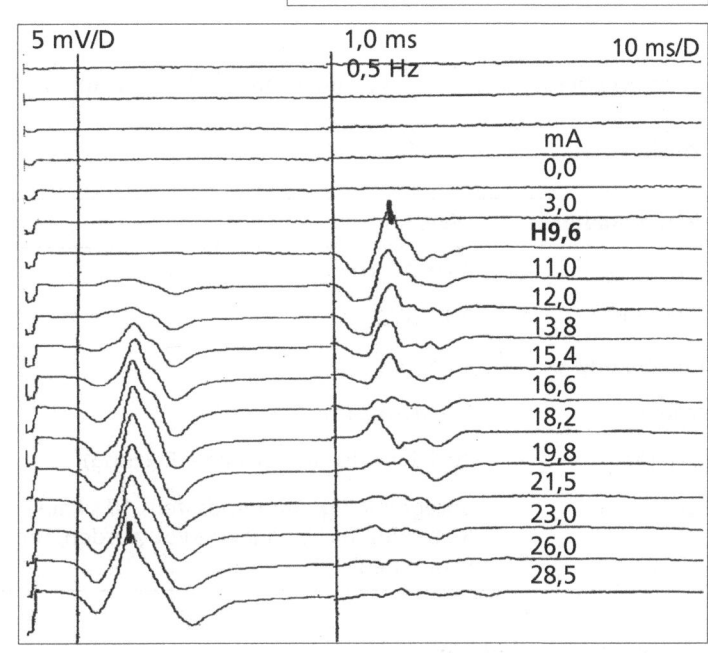

Stim.: 14
M-Lat: 5,3 ms
M-Amp.: 6,2 mV

H-Lat: 31,8 ms
H-Amp.: 4,0 mV

	maximale Latenz	maximaler Seitenunterschied
M. soleus	31,5 ms	1,5 ms
M. flexor carpi radialis	19,0 ms	1,2 ms

Tab. 94:
Normwerte H-Reflex

Sobald eine Reflexantwort auftritt, wird die Stimulationsaktivität so lange erhöht, bis eine maximale H-Reflex-Amplitude erreicht wird. Mit einem Intervall von 3–5 sec werden dann 5–10 Reflexantworten mit dieser ermittelten Reizstärke aufgezeichnet.
Bei weiterer Reizerhöhung tritt eine M-Antwort auf und der H-Reflex erlischt. Die Messung erfolgt immer im Seitenvergleich unter identischen Bedingungen, um eine Seitendifferenz der Latenz und Amplitude festzustellen.
Ein ausgefallener H-Reflex bds., vor allem bei älteren Patienten, ist nicht pathologisch zu bewerten.

Wichtig

Notizen:

6 Hirnstammreflexe

6.1 Blinkreflex (Orbicularis oculi-Reflex)

Zur Prüfung bei Läsionen des N. trigeminus und N. fazialis (Lidschlussreflex).

Technik:

Tab. 95: Technik Blinkreflex

Ableitparameter	Werte
Filter:	5 Hz–10 kHz
Verstärkung:	0,1 mV/D
Zeitablenkung:	10 ms/D
Reizdauer:	0,1 ms–0,2 ms
Reizstärke	10–25 mA (supramaximale Reizung)
Reizintervall:	unregelmäßig, mit mindestens 10 s Pause, 4–5 Reize überlagern, der Reiz sollte nicht angekündigt werden, um reflektorisches Blinzeln zu vermeiden

Zwei Ableitkanäle sind nötig.

Elektrodenposition:

Tab. 96: Elektrodenposition Blinkreflex

Elektrode	Position
different:	Unterlid der linken und rechten Gesichtshälfte
indifferent:	Nasenflügel oder Schläfe der linken und rechten Gesichtshälfte
Reizelektrode:	N. supraorbitales (Knochenvertiefung an der medialen Augenbraue)
Erdelektrode:	Oberarm

Untersuchungsbedingungen:
liegend, mit leicht geschlossenen Augen

Notizen:

6.1 Blinkreflex (Orbicularis oculi-Reflex)

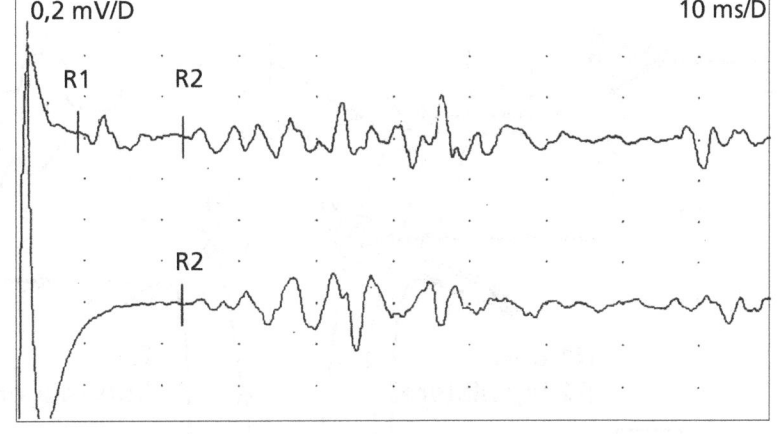

Abb. 145: Blinkreflex

	Latenz (ms)		Seitendifferenz der Latenz (ms)	Seitendifferenz der Amplitude (%)
	m+/−SD	Obere Normgrenze	Obere Normgrenze	Obere Normgrenze
R1	10,4 +/− 0,9	14,0	1,5	50
R2 ipsi	32,6 +/− 3,5	39,9	5,0	50
R2 contra	33,5 +/− 3,0	40,0	5,0	

Tab. 97: Normwerte Blinkreflex

Reflexamplituden hängen von der Vigilanz ab. Bei schlechter Reflexausprägung kann die Reflexantwort durch Bahnung (z. B. durch Faustschluss oder das Zusammenbeißen der Zähne) optimiert werden.

Wichtig

Notizen:

6.1.1 Ausfall des Blinkreflexes oder einer seiner Komponenten

Für den Ausfall/Schädigung des Blinkreflexes sind hier einige wichtige Schädigungsorte dargestellt. Der Einfachheit halber habe ich alle Schädigungsformen rechtsseitig dargestellt.

Natürlich gibt es auch Kombinationen von Schädigungsarten.

Bei Störungen kommt es, je nach Ausmaß der Schädigung, zu Latenzverzögerungen der Reizantworten oder Verminderung der Amplituden bis zum Ausfall der jeweiligen Potentialkomponenten.

Bei der Wertung der Amplitudendifferenzen muss man vorsichtig sein. Auch bei Gesunden kann es zu Seitenunterschieden der Amplituden kommen.

Für die Hirntoddiagnostik gibt der Blinkreflex keine diagnostisch wertvollen Hinweise. Er erlischt bereits, bevor der Hirntod eingetreten ist. Aber der Nachweis des Blinkreflexes schließt den Hirntod aus.

Schaltschema des Blinkreflexes:

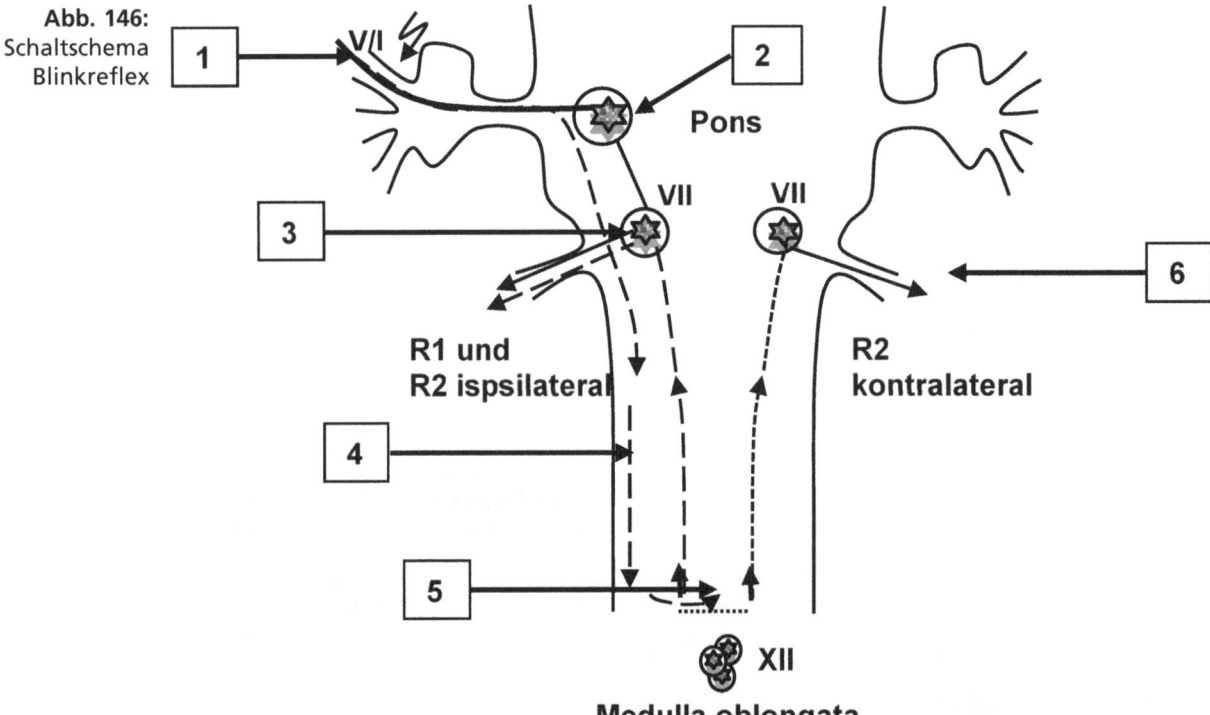

Abb. 146: Schaltschema Blinkreflex

Die Fasern des N. supraorbitalis leiten den Impuls zum 1. Ast des N. trigeminus (1). Ein Teil des Impulses leitet über den Hauptkern des N. trigeminus (2) zum gleichseitigen motorischen Kern des N. cl. n. facialis (3) und innerviert nach ca. 10 Sekunden den M. orbicularis oculi (Entstehung der frühen Reflexkomponente R1).

Ein anderer Teil des Impulses (4) steigt über den Tractus spinalis n. trigemini in der seitlichen Medulla oblongata ab (4), dann bds. (5) in der mittleren Medulla oblongata wieder zu den Kernen des N. facialis auf und innerviert beide Mm. orbicularis oculi nach ca. 30 ms (Entstehung der R2 ipsilateral (3) und der R2 kontralateral (6)).

Notizen:

6.1 Blinkreflex (Orbicularis oculi-Reflex)

Läsion des N. trigeminus rechts
Die gestrichelte Linie in den Kurvendarstellungen bedeutet Latenzverzögerung oder Ausfall der Komponenten, je nach Ausmaß der Schädigung.

Stimulation rechter N. supraorbitalis

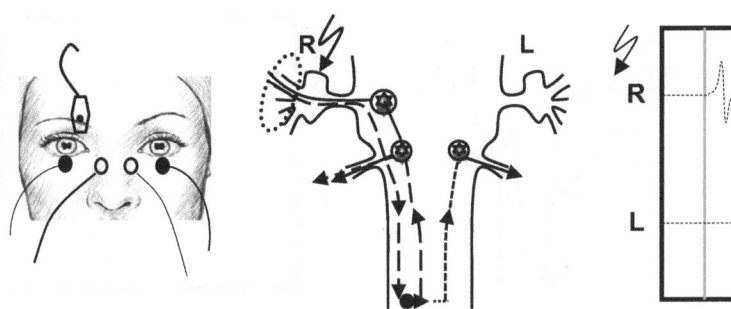

Abb. 147.1:
Stimulation rechter N. supraorbitalis

Stimulation linker N. supraorbitalis

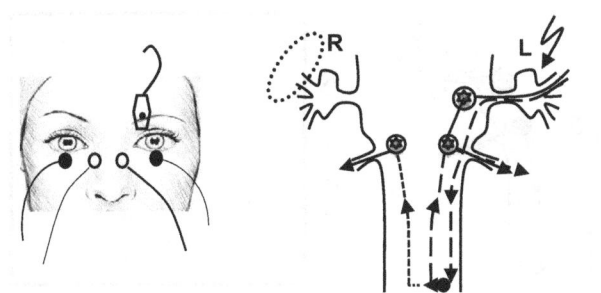 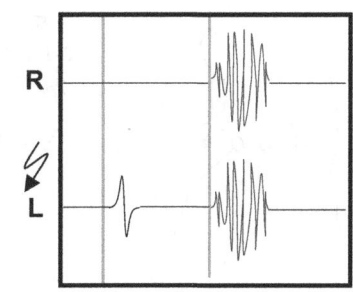

Abb. 147.2:
Stimulation linker N. supraorbitalis

Notizen:

Läsion N. facialis rechts

Die gestrichelte Linie in den Kurvendarstellungen bedeutet Latenzverzögerung oder Ausfall der Komponenten, je nach Ausmaß der Schädigung.

Stimulation rechter N. supraorbitalis

Abb. 148.1: Stimulation rechter N. supraorbitalis

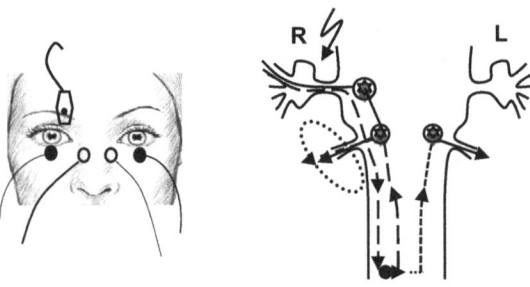
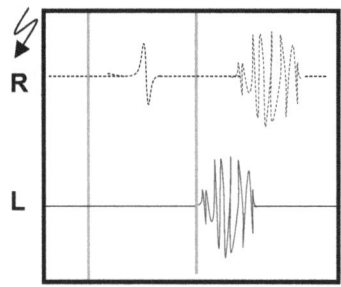

Stimulation linker N. supraorbitalis

Abb. 148.2: Stimulation linker N. supraorbitalis

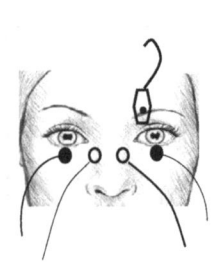
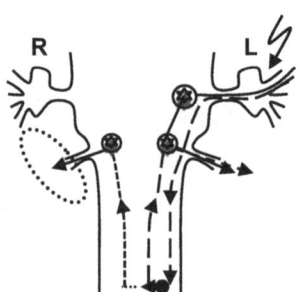
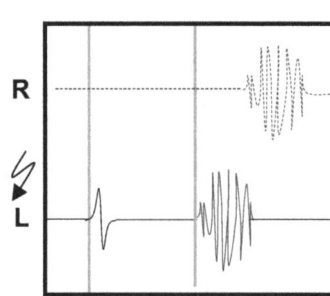

Notizen:

6.1 Blinkreflex (Orbicularis oculi-Reflex)

Läsion mittlere Ponsebene rechts

Die gestrichelte Linie in den Kurvendarstellungen bedeutet Latenzverzögerung oder Ausfall der Komponenten, je nach Ausmaß der Schädigung.

Stimulation rechter N. supraorbitalis

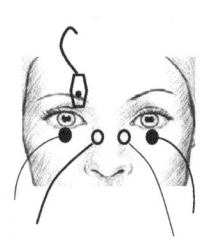 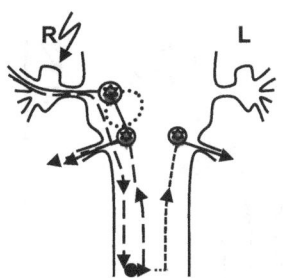 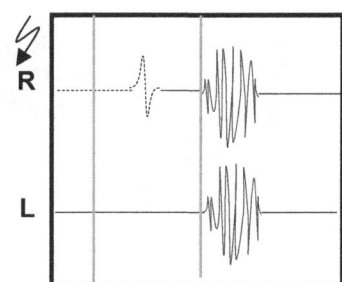

Abb. 149.1:
Stimulation rechter N. supraorbitalis

Stimulation linker N. supraorbitalis

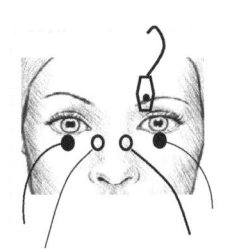 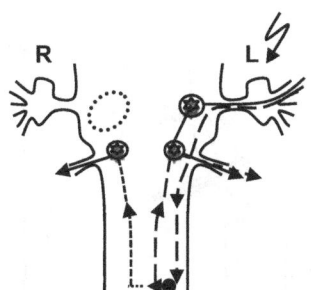 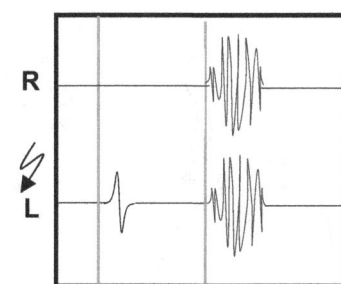

Abb. 149.2:
Stimulation linker N. supraorbitalis

Notizen:

Läsion in der seitlichen Medulla oblongata rechts
Die gestrichelte Linie in den Kurvendarstellungen bedeutet Latenzverzögerung oder Ausfall der Komponenten, je nach Ausmaß der Schädigung.

Stimulation rechter N. supraorbitalis

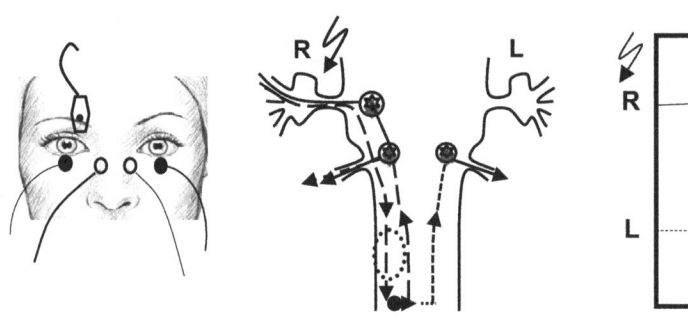

Abb. 150.1: Stimulation rechter N. supraorbitalis

Stimulation linker N. supraorbitalis

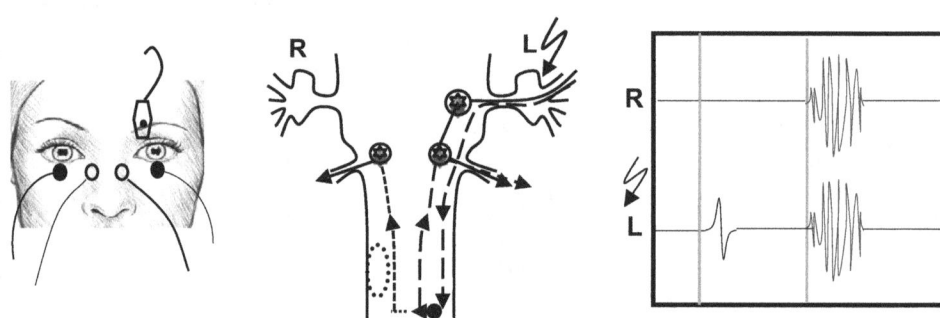

Abb. 150.2: Stimulation linker N. Supraorbitalis

Notizen:

6.1 Blinkreflex (Orbicularis oculi-Reflex)

Läsion in der Medulla oblongata Mitte bilateral

Die gestrichelte Linie in den Kurvendarstellungen bedeutet Latenzverzögerung oder Ausfall der Komponenten, je nach Ausmaß der Schädigung.

Stimulation rechter N. supraorbitalis

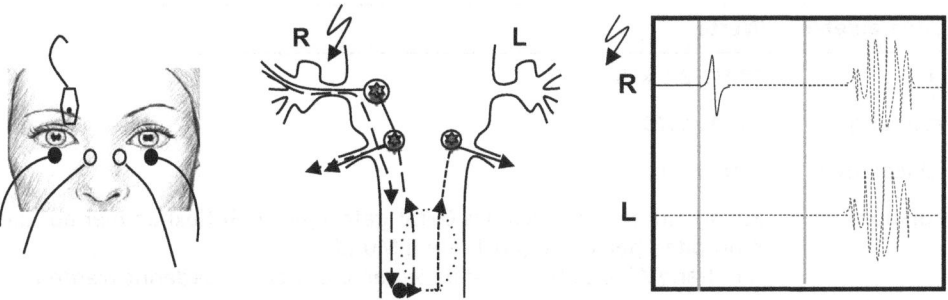

Abb. 151.1:
Stimulation rechter
N. supraorbitalis

Stimulation linker N. supraorbitalis

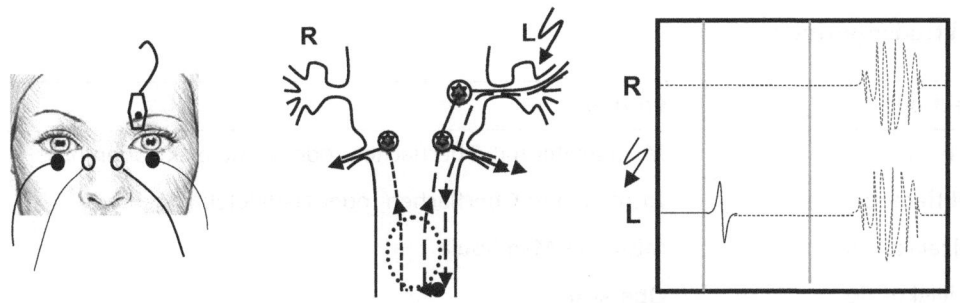

Abb. 151.2:
Stimulation linker
N. Supraorbitalis

Notizen:

6.2 Masseterreflex

Prüft die Funktion des Dehnungsreflexes (Eigenreflex) des M. masseter.

Technik:

Tab. 98: Technik Masseterreflex

Ableitparameter	Werte
Filter	10 Hz–2,5 kHz
Verstärkung	0,2–1 mV/D
Zeitablenkung:	5 oder 10 ms/D
Stimulation:	Schlag mit einem durch das Gerät getriggerten Reflexhammer auf die Kinnspitze bei leicht geöffnetem Mund, simultane Ableitung, da beide Seiten gleichzeitig gedehnt werden
Reizintervall:	beliebig, mit einer Registrierung von mindestens 8 Reizantworten

Zwei Ableitkanäle sind nötig.

Elektrodenposition:

Tab. 99: Elektrodenposition Masseterreflex

Elektrode	Position
different:	M. masseter mit Oberflächen- oder Nadelelektroden bds.
indifferent:	Jochbein mit Oberflächen- oder Nadelelektroden bds.
Reizelektrode:	Mitte der Mandibula
Erdelektrode:	Oberarm

Untersuchungsbedingungen:
Patient sitzend

Notizen:

6.2 Massetterreflex

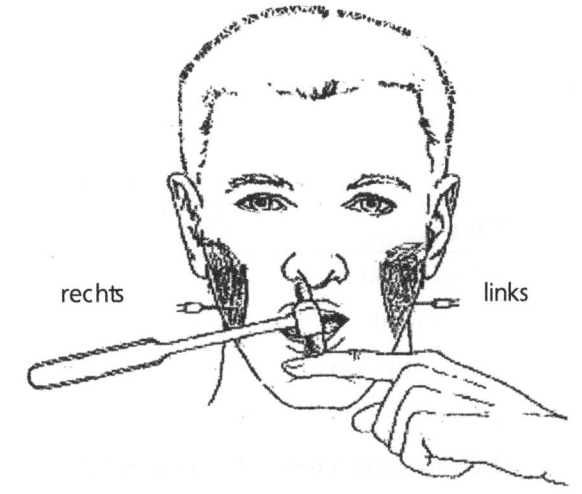

Abb. 152: Massetterreflex

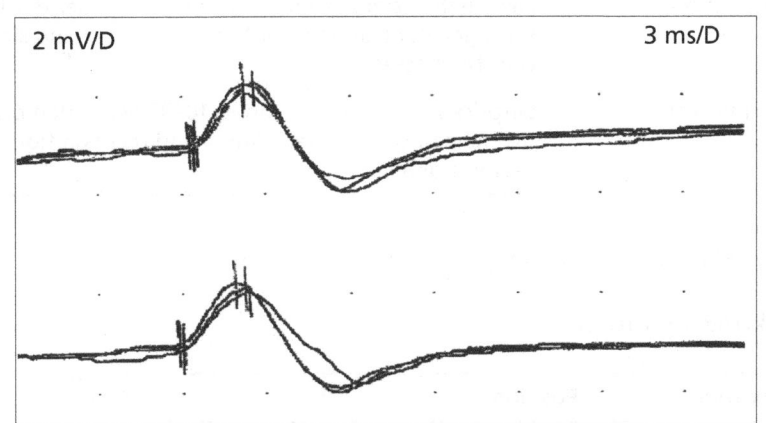

rechter M. Masseter

linker M. Masseter

Masseterreflex	Latenz Mittelwert	Latenz oberer Grenzwert	maximale Seitendifferenz
< 40 Jahre	7,1 ms	8,0 ms	0,5 ms
> 60 Jahre	8,0 ms	9,0 ms	0,5 ms

Tab. 100: Normwerte Masseterreflex

Der Masseterreflex ist altersabhängig und bedarf immer der Mitarbeit des Patienten. Eine Seitendifferenz der Amplituden über 50 % ist als pathologisch zu bewerten.

Wichtig

Notizen:

6.3 Kieferöffnungsreflex

Zungenkieferreflex (inhibitorischer Masseterreflex)

Technik:

Tab. 101: Technik Kieferöffnungsreflex

Ableitparameter	Werte
Filter	300 Hz–2,5 kHz
Verstärkung	0,1–0,2 mV/D
Zeitablenkung:	10 oder 20 ms/D
Reizdauer	0,1 ms
Reizintensität:	3–25 mA, (supramaximale Stimulation)
Stimulation:	elektrische Stimulation des N. mentalis oder der Unterlippe während kräftiger Kontraktion der Kaumuskulatur und simultaner Ableitung vom M. masseter
Reizintervall:	Einzelreize mit Pausen von je 10–30 Sekunden bis mindestens 8 negative Reizantworten nach links- und rechtsseitiger Stimulation überlagert wurden

Zwei Ableitkanäle sind nötig.

Elektrodenposition:

Tab. 102: Elektrodenposition Kieferöffnungsreflex

Elektrode	Position
different:	Oberflächen- oder Nadelelektroden bds. M. masseter über dem Muskelbauch
indifferent:	Jochbein oder Unterkiefer mit Oberflächen- oder Nadelelektroden bds.
Reizelektrode:	Mitte der Mandibula
Erdelektrode:	Oberarm

Untersuchungsbedingungen:
Patient sitzend

Notizen:

6.3 Kieferöffnungsreflex

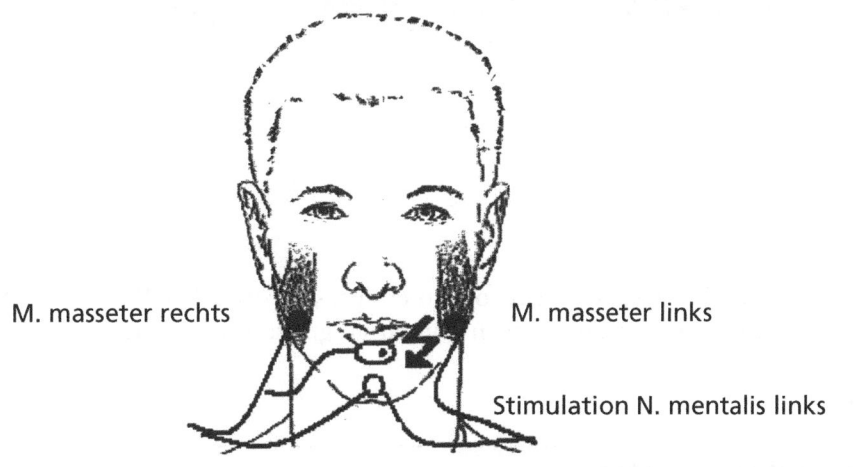

M. masseter rechts   M. masseter links

Stimulation N. mentalis links

Abb. 153: Kieferöffnungsreflex

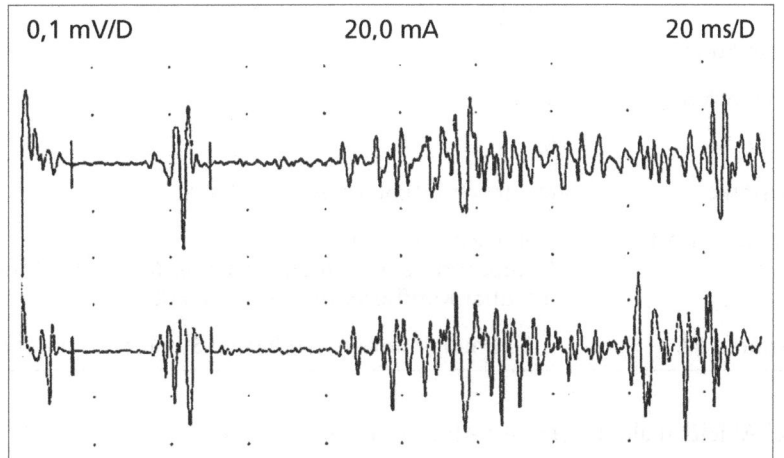

M. masseter links

M. masseter rechts

Kiefer-öffnungsreflex	Dauer	Latenz	obere Grenze der Latenz	obere Grenze Seitendifferenz
silent period 1	10–15 ms	15,0 +/– 1,0 ms	17,2 ms	7,1 ms
silent period 2	20–30 ms	50,0 +/– 4,0 ms	58,2 ms	

Tab. 103: Normwerte Kieferöffnungsreflex

Das Untersuchungsergebnis ist abhängig von der Mitarbeit des Patienten.

Wichtig

Notizen:

181

7 Sympathischer Hautreflex

Der sympathische Hautreflex ist ein somatosensibel-sympathischer Reflex, der durch einen elektrischen, einen optischen oder einen Tonreiz ausgelöst werden kann.

Technik:

Tab. 104: Technik Sympathischer Hautreflex

Ableitparameter	Werte
Filter:	0,2 Hz–1 kHz
Verstärkung:	0,1–1 mV
Zeitablenkung:	1 s/D
Reizbreite:	0,2 ms
Reizstärke:	elektrische Stimulation: 20–50 mA
Stimulationsort:	elektrische Stimulation: N. supraorbitalis, N. medianus oder N. tibialis, Tonreiz: 1.000 Hz, 100 ms, über Kopfhörer biaural mit 80 dB
Reizintervall:	2–3 Stimuli in unterschiedlichen Stimulationsintervallen

Zwei Ableitkanäle (besser vier Ableitkanäle) sind nötig.

Elektrodenposition:

Tab. 105: Elektrodenposition Sympathischer Hautreflex

Elektrode	Position
different:	aktive Oberflächenelektroden an den Handinnenflächen und Fußsohlen bds.
indifferent:	Referenzoberflächenelektroden am Hand- und Fußrücken bds.
Reizort:	z. B. an der Augenbraue bei einem elektrischen Reiz
Erdelektrode:	Oberarm

Untersuchungsbedingungen:
Liegend, mit leicht geschlossenen Augen in ruhiger und optimaler Entspannung. Der Patient sollte vor Beginn der Stimulation für mindestens eine Minute mit geschlossenen Augen entspannen. Absolute Ruhe ist notwendig, da auch visuelle oder akustische Stimulationen den Reiz auslösen können.

Notizen:

7 Sympathischer Hautreflex

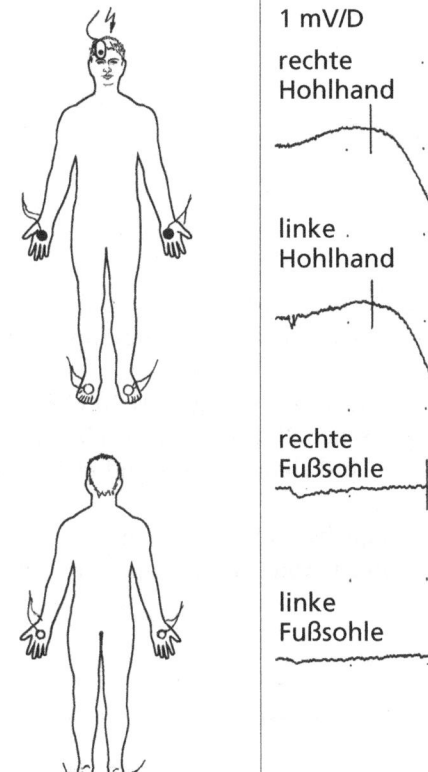
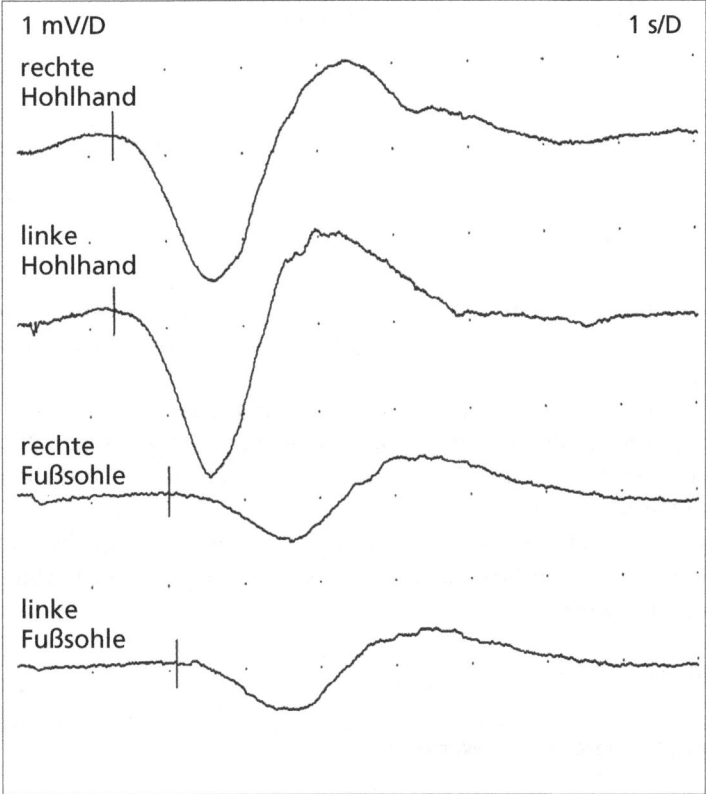

Abb. 154:
Sympathischer Hautreflex

Normwerte:
Enorme Variabilität der Normwerte auch beim Gesunden, deshalb sind die Normwerte auch mit äußerster Zurückhaltung zu werten. Der Ausfall eines sympathischen Hautreflexes gilt als pathologisch.
obere Extremitäten: Latenz 1,5 s +/− 0,1 s, Dauer 3–5 ms schwankende Amplitudenwerte zwischen 0,5 mV +/− 0,1 mV und 2,9 mV +/− 1,1 mV
untere Extremitäten: Latenz 2,1 s +/− 0,15 s, Dauer 3–5 ms schwankende Amplitudenwerte zwischen 0,5 mV +/− 0,1 mV und 1,37 mV +/− 0,55 mV

> Durch den Sympathikusreiz werden die Schweißdrüsen aktiviert, und es entsteht eine ableitbare Potentialdifferenz zwischen Fußsohle und Fußrücken sowie Hohlhand und Handrücken, die mit Oberflächenelektroden abgeleitet werden kann. Da dieser Reflex sehr rasch adaptiert und die Durchfeuchtung der Haut längere Zeit anhält, empfiehlt es sich, nicht mehr als 2–3 Stimulationen durchzuführen.

Wichtig

Notizen:

8 Repetitive Stimulation

Die repetitive Nervenstimulation ist eine Serienreizung von motorischen oder gemischten Nerven, die bei Verdacht auf eine Störung der neuromuskulären Übertragung durchgeführt wird.

Zur Durchführung kommen die niederfrequente Stimulation (weniger als 10 elektrische Reize pro Sekunde), die hochfrequente Stimulation (zwischen 20 bis 50 elektrischen Reizen pro Sekunde) oder eine Kombination aus willkürlicher Muskelkontraktion und elektrischer Stimulation in Frage.

Bei der repetitiven Stimulation sollte die Wahl möglichst auf einen rein motorischen Nerv fallen, da die Stimulation von Nerven mit sensiblen Anteilen als sehr unangenehm empfunden wird.

Technik:

Tab. 106: Technik Repetitive Stimulation

Ableitparameter	Werte
Filter:	10 Hz–3 kHz
Verstärkung:	2, 5, 10 mV/D
Zeitablenkung:	2 oder 5 ms/D
Reizbreite:	0,1 ms Reizfrequenz:
niederfrequent:	3 Hz (< 10 Hz) für 8 bis 10 Reize (in unserer Klinik 6 Reize)
hochfrequent:	20 Hz (bis 50 Hz) für 2–4 s
Bei Kombination von willkürlicher und elektrischer Stimulation (als Alternative zur hochfrequenten Reizung): einmalige supramaximale Nervenstimulation vor und 3 Sekunden nach maximaler Anspannung des zu untersuchenden Muskels (der Muskel sollte dabei für ca. 20 Sekunden angespannt werden).	
Reizstärke	supramaximal

Untersuchungsbedingungen:
Patient liegend und entspannt, die Reizelektrode bzw. die Ableitelektroden dürfen während der Untersuchung nicht verrutschen.
Zum Beispiel niederfrequente Stimulation des N. accessorius und Ableitung vom M. trapezius.

Notizen:

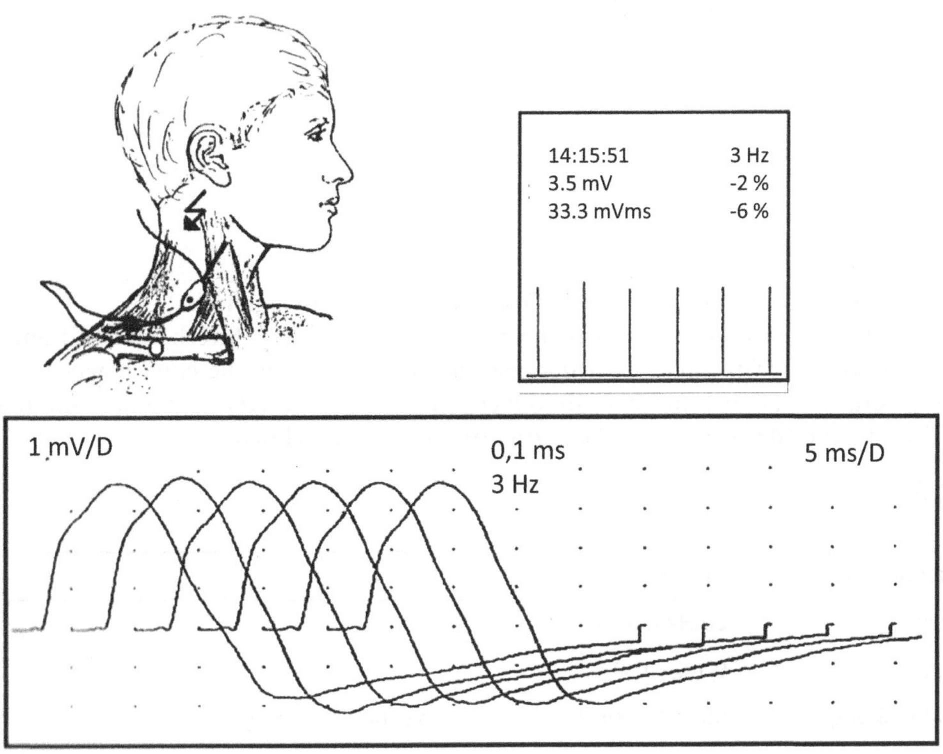

8 Repetitive Stimulation

Abb. 155: Repetitive Stimulation

Normwerte:
Niederfrequente Stimulation: Vergleich der 1. und 4. Reizantwort. Ein Dekrement (Verringerung der Amplitude des Muskelsummenaktionspotentials) von mehr als 10 % ist als pathologisch anzusehen.

Bei Patienten mit klinischem Verdacht auf eine Myasthenie und einem fraglichen Dekrement, kann die Serienreizung nach zusätzlicher posttetanischer Erschöpfung nützlich sein.

Ablauf: Der Patient spannt den zu testenden Muskel für 30 Sekunden mit maximaler Willkürleistung an. Danach erfolgt eine Ruhepause von ca. 3–4 Minuten, anschließend wird das Dekrement erneut gemessen.

Hochfrequente Stimulation: Vergleich des Anstiegs der Muskelsummenpotentiale für den Zeitraum von 2–3 Sekunden. Inkremente auf mehr als das Doppelte können als diagnostisch erachtet werden (gelegentlich auch bei Gesunden Inkremente bis 200 %).

Kombination von willkürlicher und elektrischer Stimulation: Berechnung der Amplitudenquotienten vor und nach der maximalen Anspannung.

Wichtig

Das Ergebnis der repetitiven Stimulation ist temperaturabhängig, daher empfiehlt sich die Stimulation proximaler Muskeln (Hände und Füße werden schneller kalt).
Das Ergebnis der repetitiven Stimulation muss immer reproduziert werden mit einer Pause zwischen den Reizungen von wenigstens zwei Minuten

Notizen:

9 Tremoranalyse

Die Tremoranalyse ist eine fortlaufende Oberflächen-Elektromyographie.
Dabei werden gleichzeitig antagonistische Muskeln (Beuger- oder Streckermuskel) und agonistische Muskeln (Muskeln, die für den jeweiligen Antagonisten die entgegengesetzten Bewegungsvorgänge möglich machen) mit Oberflächenelektroden erfasst und das kontinuierliche, rhythmische oder irreguläre Aktivierungsmuster aufgezeichnet.

Technik:

Tab. 107: Technik Tremoranalyse

Ableitparameter	Werte
Filter:	20 Hz–5 kHz
Verstärkung	0,1–2 mV/D
Zeitablenkung	50–200 ms/D bei fortlaufender Registrierung

EMG-Gerät mit mindestens 2-Kanalregistrierung

Untersuchungsbedingungen:
sitzend

Abgeleitet werden simultan agonistische und antagonistische Muskeln, zum Beispiel:

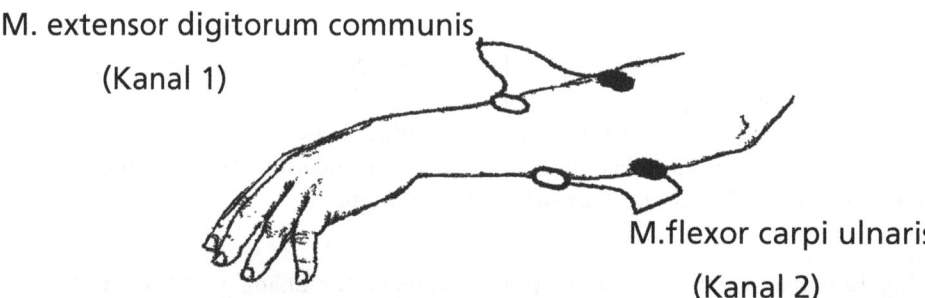

Abb. 156.1: Tremoranalyse

Die Untersuchung erfolgt in Abschnitten:

1. Ableitung der Muskeln in Ruhestellung
2. Ableitung der Muskeln in Intension (z. B. Armvorhalte)
3. Ableitung der Muskeln in Ruhe mit mentaler Belastung (z. B. Kopfrechnen)
4. Ableitung der Muskeln in Intension mit Belastung (z. B. Halten eines Gegenstands)

Bei der Diagnostik der Tremorformen ist die klinische Beobachtung entscheidend, das EMG liefert nur Zusatzinformationen.

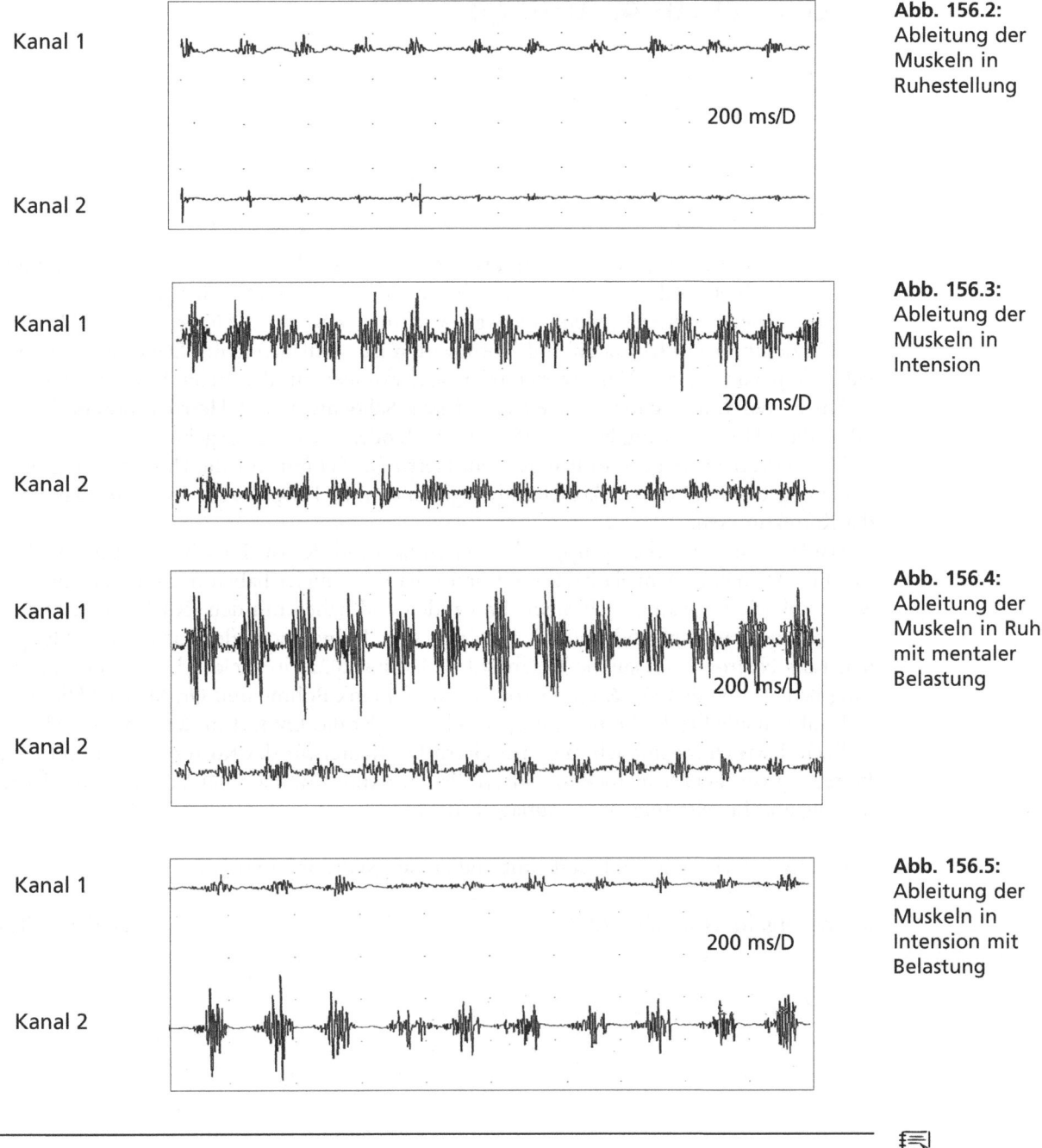

Abb. 156.2: Ableitung der Muskeln in Ruhestellung

Abb. 156.3: Ableitung der Muskeln in Intension

Abb. 156.4: Ableitung der Muskeln in Ruhe mit mentaler Belastung

Abb. 156.5: Ableitung der Muskeln in Intension mit Belastung

Notizen:

Nachwort zur 4. Auflage

Auch in diesem Buch gibt es wieder Erweiterungen, die die Arbeit in den Funktionsabteilungen erleichtern sollen. Für Anfänger, aber auch für Untersucher mit langer Erfahrung, ist es immer wieder hilfreich, wenn man ganz schnell, z. B. einen Untersuchungsablauf oder die Platzierung von Elektroden und Normwerten nachschlagen kann. Dieses Buch wird mit jeder Notiz von eigenen Normwerten oder Bemerkungen auf den freien Seiten wertvoller.

Ein großes Dankeschön an Herrn Professor Schoenfeld und Herrn Professor Feistner. Ohne diese Unterstützung hätte es keine 1., 2., 3. oder 4. Auflage gegeben.

Ein weiterer Dank geht an Privatdozent Herrn Dr. Schmitt für die Unterstützung bei der Erstellung des Kapitels »Elektroenzephalographie« und Privatdozent Frau Dr. Galazky für das Korrekturlesen.

Danke an meine Arbeitsgruppe, ihr seid einfach toll. Katrin Kassebaum, Angelika Klemme, Elke Wilhelm, Manuela Reichwald und Julia Rosenmeier haben mit mir gemeinsam die Kurven abgeleitet, waren auch meine Probanden und haben mir den »Rücken freigehalten«.

Viele Inspirationen und Ideen kamen von den Teilnehmern der Fachweiterbildung für den Kurs Neurophysiologische Diagnostik (2020 bis 2022) in Bielefeld »Bildung und Beratung Bethel« und den Dozenten Dorothee Berief, Frank Böhme und Dr. Michael Dietrich.

Danke an alle für die Verbesserungsvorschläge oder das Entdecken der Fehlerteufel.

Recht herzlich möchte ich mich bei Herrn Dr. Reuter für das Korrekturlesen und für die Betreuung von Frau Schierock und Herrn Pregizer vom Kohlhammer Verlag bei der Überarbeitung und Erweiterung der 4. Auflage bedanken.

Und jetzt einfach ganz viel Freude mit und an der Neurophysiologie.

Magdeburg, im November 2022 Anne-Katrin Baum

Anhang

Anlage 1: Geräteeinstellungen

Tab. 109: Motorische und Sensible Neurographie, F-Welle, H-Reflex

	Motorische Neurographie	Sensible Neurographie	F-Welle	H-Reflex
Verstärkung	1, 2,5 bis 10 mV/Div	1, 2,5 bis 10 µV/Div	0,1, 0,2, 0,5 mV/Div (split screen)	0,2 bis 0,5 mV/Div
Ablenkgeschwindigkeit	2–5 ms/Div	1 oder 2 ms/Div	Arme: 5 ms/Div Beine: 10 ms/Div	5 oder 10 ms/Div
Filtereinstellung	2 Hz–10 kHz	100 Hz–10 kHz	100 Hz–10 kHz	20 Hz–10 kHz
Mittelwertbildung	nicht erforderlich (Einzelreiz)	20 bis 200	nie (Einzelreiz)	nie (Einzelreiz)
Stimulationsparameter				
Reizbreite	0,1 bis 0,3 ms	0,1 bis 0,2 ms	0,1 bis 0,2 ms	0,1 bis 0,5 ms
Reizintensität	supramaximal	supramaximal	supramaximal	von 0 bis zur maximalen M-Antwort langsam steigern
Reizfolge	Einzelreiz	1 bis 3 Hz	ca. alle 2 s (< 0,5 Hz) mindestens 10 Stimuli	ca. alle 2 s (< 0,5 Hz)
Reizelektrode	Kathode (-) Richtung distal	Kathode (-) Richtung distal	Kathode (-) Richtung proximal	Kathode (-) Richtung proximal

Tab. 110: AEP, VEP, MEP, Sympathischer Hautreflex

	AEP	VEP	MEP	Sympathischer Hautreflex
Verstärkung	2–5 µV/D	0,5–5,0 µV/D	0,5–2 mV/D	0,1–1 mV
Ablenkgeschwindigkeit	1 ms/D	20–50 ms/D	2–10 ms/D	1 s/D
Analysezeit	10 ms	50–500 ms	Arme: 100 ms Beine: 200 ms	10 ms
Filtereinstellung	< 150 Hz bis > 3.000 Hz	0,5–200 Hz	20–2.000 Hz	0,2 Hz–1 kHz
Mittelwertbildung			keine	keine
Averaging	2 x 1.000–2.000 Durchgänge	2 x 100–200 Durchgänge	2–3 Reproduktionen	maximal 2–3 Stimulationen (Reiz adaptiert)
Stimulationsparameter				
Reizart	Druck- oder Sogreiz, meist alternierend	Schachbrett, Musterumkehrreiz	ringförmige Flach-spule (Stromfluss-richtung beachten!)	z. B. elektrische Stimulation an der Augenbraue
Reizstärke	60–70 dB über der maximalen Hörschwelle (max. 95 dB), Gegenohr: mit - 30 bis - 40 dB der Gegenseite verrauscht	Bildschirm: 10 x 15°, Schachbrettmuster: 50'–1°	1,5-faches der Schwellenstärke	20–50 mA 0,1 bis 0,2 ms Reizbreite
Reizfrequenz	10–15 Hz (z. B. 14,7 Hz)	1–2 Hz (z. B. 1,7 Hz)	Einzelreiz	Einzelreiz
Vorinnervation	keine	keine	10–20 % der individuellen Maximalkraft	absolute Ruhe, Augen geschlossen

Tab. 111: Tibialis-SEP, Medianus/Ulnaris-SEP, Trigeminus-SEP, N. cutaneus femoralis lateralis-SEP

	Tibialis-SEP	Medianus/Ulnaris-SEP	Trigeminus-SEP	N.cutaneus femoralis lateralis SEP
Verstärkung	0,5–10 µV/D	0,5–10 µV/D	0,5–10 µV/D	0,5–10 µV/D
Ablenkgeschwindigkeit	10 ms/D	10 ms/D	10 ms/D	10 ms/D
Analysezeit	100 ms	100 ms	100 ms	100 ms
Filtereinstellung				
kortikale Reizantwort	5–2.000 Hz	5–2.000 Hz	5–2.000 Hz	5–2.000 Hz
spinale Reizantwort	10–1.000 Hz	10–1.000 Hz		
Mittelwertbildung Averaging	2 x 200–1.000 Durchläufe	2 x 200–1.000 Durchläufe	2 x 200–500 Durchläufe	2 x 200–1.000 Durchläufe
Stimulationsparameter				
Reizart	Rechteckreiz 0,1–0,2 ms	Rechteckreiz 0,1–0,2 ms	Rechteckreiz 0,1–0,2 ms	Rechteckreiz 0,1–0,2 ms
Reizstärke	bis 5 mA über der motorischen Schwelle, das 3-fache der sensiblen Schwelle	bis 5 mA über der motorischen Schwelle, das 3-fache der sensiblen Schwelle	das 3-fache der sensiblen Schwelle	das 3-fache der sensiblen Schwelle
Reizfrequenz	3–5 Hz (z. B. 4,7 Hz)	3–5 Hz (z. B. 4,7 Hz)	3–5 Hz (z. B. 4,7 Hz)	3–5 Hz (z. B. 4,7 Hz)

Anlage 1: Geräteeinstellungen

Tab. 112: Blinkreflex, Masseterreflex, Kieferöffnungsreflex

	Blinkreflex	Masseterreflex	Kieferöffnungsreflex
Verstärkung	0,1–0,5 mV/D	10 µV–1 mV/D	0,1–0,2 mV/D
Ablenkgeschwindigkeit	10 ms/D	1–5 ms/D	20 ms/D
Analysezeit	100 ms	10 ms	200 ms
Filtereinstellung	5 Hz–10 kHz	10 Hz–2,5 kHz	300 Hz–2,5 kHz
Mittelwertbildung	Einzelreiz	Einzelreiz	Einzelreiz
Stimulationsparameter			
Reizart	Rechteckreiz Reizbreite 0,1ms	Rechteckreiz Reizbreite 0,1 ms	Rechteckreiz Reizbreite 0,1 ms
Reizstärke	10–25 mA (supramaximal)	Schlag mit dem Reflexhammer auf die Kinnspitze bei entspanntem Unterkiefer	3–25 mA bei kräftig angespannter Kaumuskulatur
Reizfrequenz	4–5 Reize überlagern bei mindestens 10 s Pause	beliebig, Registrierung von mindestens 8 Reizantworten	ca. 8 Einzelreize mit Pausen von 10–30 s
Ableitung	simultane Ableitung linkes und rechtes Unterlid	simultane Ableitung linker und rechter M. masseter	simultane Ableitung linker und rechter M. masseter

Tab. 113: Repetitive Nervenstimulation, Tremoranalyse

	Repetitive Nervenstimulation	Tremoranalyse
Verstärkung	2, 5, 10 mV/D	0,2–5 mV/D
Ablenkgeschwindigkeit	2 oder 5 ms/D	50–200 ms/D bei fortlaufender Registrierung
Analysezeit	100 ms	
Filtereinstellung	10 Hz–3 kHz	20 Hz–5 kHz
Mittelwertbildung	Einzelreiz/Serienreizung	keine
Stimulationsparameter		**Untersuchung bei:**
Reizart	Rechteckreiz Reizbreite 0,1 ms	1. Ruhestellung 2. Intension 3. Ruhestellung und mentale Belastung 4. Intension und Belastung
Reizstärke	supramaximal	
Reizfrequenz	**niederfrequent:** 3 Hz/6 Reize hochfrequent: 20 Hz alternativ: supramaximale Nervenstimulation vor und 3 s nach maximaler Anspannung des zu untersuchenden Muskels	
Ableitung		simultane Ableitung agonistischer und antagonistischer Muskeln

Anlage 2: Normwerte

- Werte für Hauttemperaturen ab 34°C.
- Die Messwerte können von Labor zu Labor erheblich schwanken.
- Die hier angegebenen Messwerte können daher nur zur Orientierung dienen.

Anhang

Parafoveale Stimulation: Reizung z. B. mit 50 oder 60 Bogenminuten (die Anzahl der Kästchen hat nur Symbolcharakter)

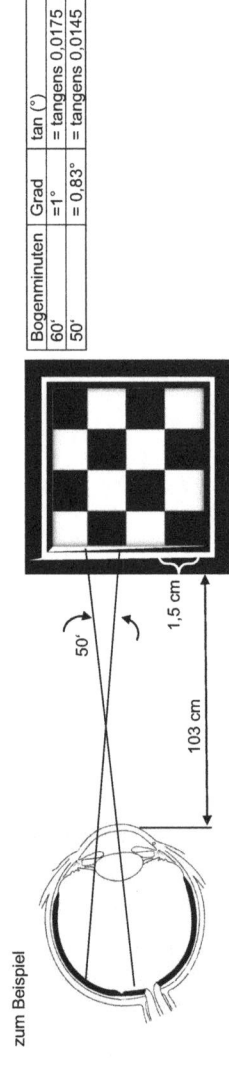

Abb. 157: Beispiel

Tab. 114: Berechnung der Parameter

Berechnung Parameter	Beispiele
Bildschirmabstand A errechnen: $$A = \frac{d}{\tan(\text{Sehwinkel in }°)}$$	Beispiel: Kantenlänge d =1,5 cm und 50 Bogenminuten (m) $$A = \frac{1,5 \text{ cm}}{\tan(0,83°)} = \frac{1,5 \text{ cm}}{0,0145} = 103,45 \text{ cm}$$
Kantenlänge d errechnen: $$d = \frac{\tan(\text{Sehwinkel in }°)}{A}$$	Beispiel: 50 Bogenminuten (m) und Bildschirmabstand A=103 cm $$d = \frac{\tan(0,83°)}{103 \text{ cm}} = \frac{0,0145}{103 \text{ cm}} = 1,5 \text{ cm}$$
Bogenminute m errechnen: $$m = \frac{180° \times d}{\pi \times A}$$	Beispiel: 180° x Kantenlänge d =1,5 cm/π x Bildschirmabstand A=103 cm $$m = \frac{180° \times 1,5 \text{ cm}}{\pi \times A} = \frac{180° \times 1,5 \text{ cm}}{3,14 \times 103 \text{ cm}} = 0,83° = 50 \text{ Bogenminuten}$$

Foveale Stimulation: Reizung z. B. mit 10, 15 oder 25 Bogenminuten (die Anzahl der Kästchen hat nur Symbolcharakter).

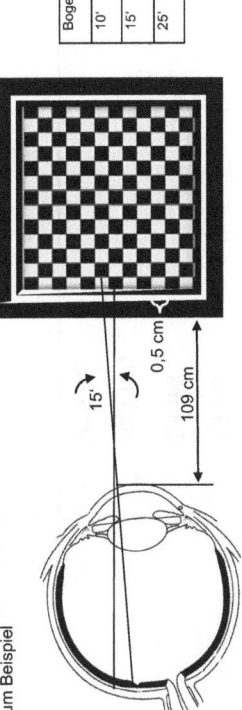

Bogenminuten	Grad	tan(°)
10'	= 0,17°	= tangens: 0,0029
15'	= 0,25°	= tangens: 0,0046
25'	= 0,42°	= tangens: 0,0073

zum Beispiel

Abb. 158: Beispiel

Tab. 115: Berechnung der Parameter

Berechnung Parameter	Beispiele
Bildschirmabstand A errechnen: $A = \dfrac{d}{\tan(\text{Sehwinkel in }°)}$	Beispiel: Kantenlänge $d = 0{,}5$ cm und 15 Bogenminuten (m) $A = \dfrac{0{,}5 \text{ cm}}{\tan(0{,}25\,°)} = \dfrac{0{,}5 \text{ cm}}{0{,}0046} = 108{,}69$ cm
Kantenlänge d errechnen: $A = \dfrac{d}{\tan(\text{Sehwinkel in }°)}$	Beispiel: 15 Bogenminuten (m) und Bildschirmabstand A=109 cm $d = \dfrac{\tan(0{,}25\,°)}{109 \text{ cm}} = \dfrac{0{,}0046}{109 \text{ cm}} = 0{,}5014$ cm
Bogenminute m errechnen: $m = \dfrac{180\,° \times d}{\pi \times A}$	Beispiel: 180° x Kantenlänge d = 0,5 cm/π x Bildschirmabstand A=109 cm $m = \dfrac{180\,° \times 0{,}5 \text{ cm}}{\pi \times A} = \dfrac{180\,° \times 0{,}5 \text{ cm}}{3{,}14 \times 109 \text{ cm}} = 0{,}26\,°\ \sim 15$ Bogenminuten

Tab. 116: Sensible Nervenleitgeschwindigkeiten

	Nervenleitgeschwindigkeit		Amplitude	
	Mittelwert	unterer Grenzwert	Mittelwert	unterer Grenzwert
N. medianus	55,0 m/s	43,5 m/s	12,1 µV	2,0 µV
N. ulnaris	54,1 m/s	43,1 m/s	10,0 µV	2,0 µV
N. radialis	65,1 m/s	54,1 m/s	16,1 µV	2,5 µV
N. suralis (< 40 Jahre)	51,0 m/s	40,1 m/s	20,9 µV	4,5 µV
N. suralis (> 40 Jahre)	50,5 m/s	38,1 m/s	16,3 µV	3,5 µV

	Nervenleitgeschwindigkeit	Amplitude
N. cutanei antebrachii lateralis	untere Normgrenze 55 m/s	untere Normgrenze 2 µV
N. cutanei antebrachii medialis	untere Normgrenze 55 m/s	untere Normgrenze 2 µV

	Mittelwert	oberer Grenzwert in ms	unterer Grenzwert in m/s
N. cutaneus femoris lat.			
proximal des Leistenbandes	2,5 ms	3,5 ms	
distal des Leistenbandes	2,4 ms	3,0 ms	
N. plantaris. med	3,2 ms	5,5 ms	
N. plantaris. lat.	3,3 ms	6,3 ms	
R. superficialis n. peronaei	50,5 m/s		37,50 m/s
N. saphenus	50,0 m/s		35,58 m/s

Die Hauttemperatur sollte mindestens 34° C betragen.
Die Leitgeschwindigkeit der Nerven verringert sich um 1,1–2,25 m/s pro 1 C Temperaturabnahme, Zunahme der Latenz um 0,2–0,4 ms.
Ab dem 60. Lebensjahr kommt es zu einer deutlichen Abnahme der sensiblen Nervenleitgeschwindigkeit und zu einer Verlängerung der Latenz.

Notizen für eigene Normwerte:

Tab. 117: Motorische Nervenleitgeschwindigkeiten und Überleitungszeiten

	DML		NLG		Amplitude	
	Mittelwert	oberer Grenzwert	Mittelwert	unterer Grenzwert	Mittelwert	unterer Grenzwert
N. medianus	3,5 ms	4,5 ms	55,0 m/s	49,0 m/s	12,0 mV	2,9 mV
N. ulnaris	2,7 ms	3,5 ms	58,1 m/s	48,0 m/s	12,0 mV	2,5 mV
N. radialis	2,0 ms	2,6 ms	68,0 m/s	50,0 m/s	6,0 mV	2,0 mV
N. peronaeus	3,9 ms	5,0 ms	46,5 m/s	41,2 m/s	9,3 mV	2,1 mV
N. tibialis	4,3 ms	5,1 ms	47,5 m/s	40,0 m/s	15,1 mV	2,9 mV

	Distanz	Überleitungszeit	
		Mittelwert	oberer Grenzwert
M. rectus femoris	15 cm		6,0 ms
M. facialis	5–6 cm		4,5 ms
M. supraspinatus	8,5 cm	2,7 ms	3,5 ms
M. infraspinatus	10,5 cm	2,8 ms	3,5 ms
	14,0 cm	3,5 ms	4,5 ms
	17,0 cm	3,5 ms	4,6 ms
M. deltoideus	15,5 cm	4,5 ms	5,2 ms
	18,5 cm	4,6 ms	5,5 ms
M. biceps brachii	20,0 cm	4,8 ms	5,9 ms
	24,0 cm	4,9 ms	6,0 ms
	28,0 cm	5,2 ms	6,1 ms

Die Hauttemperatur sollte mindestens 34 °C betragen.
Während die Amplituden der Muskelsummenaktionspotentiale leicht zunehmen, verringert sich die Leitgeschwindigkeit der Nerven um 1,5–2,5 m/s pro 1 °C Temperaturabnahme, Zunahme der Latenz um 0,2 ms.
Ab dem 60. Lebensjahr kommt es zu einer deutlichen Abnahme der motorischen Nervenleitgeschwindigkeit und Verlängerung der Latenz.

Notizen für eigene Normwerte:

Tab. 118: F-Welle

	Latenz bei Körpergröße					
	147–160 cm		163–175 cm		178–193 cm	
	Mittelwert	m+2 SD	Mittelwert	m+2 SD	Mittelwert	m+2 SD
N. peronaeus	43,0 ms	53,5 ms	45,0 ms	56,9 ms	48,0 ms	60,1 ms
N. tibialis	43,5 ms	55,0 ms	47,0 ms	58,0 ms	50,0 ms	65,0 ms
N. medianus	25,0 ms	35,0 ms				
N. ulnaris	26,0 ms	35,0 ms				

Tab. 119: H-Reflex

	maximale Latenz	maximaler Seitenunterschied
M. soleus	31,5 ms	1,5 ms
M. flexor carpi radialis	19,0 ms	1,2 ms

Anlage 2: Normwerte

Notizen für eigene Normwerte:

Sympathischer Hautreflex

> obere Extremitäten: Latenz 1,5 s +/− 0,1 s, Dauer 3–5 ms schwankende Amplitudenwerte zwischen 0,5 mV +/− 0,1 mV und 2,9 mV +/− 1,1 Mv
>
> untere Extremitäten: Latenz 2,1 s +/− 0,15 s, Dauer 3–5 ms schwankende Amplitudenwerte zwischen 0,5 mV+/− 0,1 mV und 1,37 mV+/− 0,55 mV

Enorme Variabilität der Normwerte auch beim Gesunden, deshalb sind die Normwerte auch mit äußerster Zurückhaltung zu werten. Der Ausfall eines sympathischen Hautreflexes gilt als pathologisch.

Repetitive Stimulation

> **Niederfrequente Stimulation:** Vergleich der 1. und 4. Reizantwort. Ein Dekrement (Verringerung der Amplitude des Muskelsummenaktionspotentials) von mehr als 10 % ist als pathologisch anzusehen.
>
> **Hochfrequente Stimulation:** Vergleich des Anstiegs der Muskelsummenpotentiale für den Zeitraum von 2–3 Sekunden. Inkremente auf mehr als das Doppelte können als diagnostisch erachtet werden (gelegentlich auch bei Gesunden Inkremente bis 200 %).

Anlage 2: Normwerte

Notizen für eigene Normwerte:

Tab. 120: Blinkreflex

	Latenz (ms)		Seitendifferenz der Latenz (ms)		Seitendifferenz der Amplitude (%)	
	m+/-SD	obere Normgrenze		obere Normgrenze		obere Normgrenze
R1	10,4 +/- 0,9	14,0		1,5		38
R2 ipsi	32,6 +/- 3,5	39,9		5,0		34
R2 contra	33,5 +/- 3,0	40,0		5,0		

Tab. 121: Masseterreflex

	Latenz		maximale Seitendifferenz
	Mittelwert	oberer Grenzwert	
< 40 Jahre	7,1 ms	8,0 ms	0,5 ms
> 40 Jahre	8,0 ms	9,0 ms	0,5 ms

Tab. 122: Kieferöffnungsreflex

	Dauer	Latenz	obere Grenze der Latenz	obere Grenze der Seitendifferenz
silent period 1	10–15 ms	15,0 +/- 1,0 ms	17,5 ms	7,1
silent period 2	20–30 ms	50,0 +/- 4,0 ms	58,2 ms	

Anlage 2: Normwerte

Notizen für eigene Normwerte:

Tab. 123: AEP*

Welle	Latenzen (ms)					Intervalle (µV)		
	I	II	III	IV	V	I–III	I–V	III–V
	1,55	2,65	3,73	4,95	5,60	2,16	4,1	1,89
+/–	0,18	0,32	0,32	0,32	0,4	0,3	0,4	0,38

*Amplitudendifferenzen über 50 % im Seitenvergleich: pathologisch

VEP

Normwerte: Normwerte sollte jedes Labor individuell erstellen.
P 100: 100–115 ms Rechts/Links Differenz maximal 6–10 ms
Eine Amplitudenreduktion um mehr als 50 % gilt als pathologisch.

Tab. 124: Magnetisch evozierte Potentiale (MEP*)

Muskel	Gesamtlatenz (ms)	PML (ms)	ZML (ms)	
M. interosseus dorsalis I	25,5	18,5	9,3	PML-Seitendifferenz zerviale Spinalnerven: 0,5 bis 1,4 ms, lumbale Spinalnerven 3,0 bis 4,1 ms ZML Seitendifferenz: obere Extremitäten 2 ms untere Extremitäten 3 ms (auch innerhalb der Normwerte)
M. biceps brachii	14,5	9,5	8,5	
M. vastus medialis	27,0	16,0	18,1	
M. tibialis ant.	38,0	20,5	20,9	
M. ext. digi. brev.	49,1	29,3	3,3	

*Amplitudendifferenzen über 50 % im Seitenvergleich: pathologisch

Notizen für eigene Normwerte:

Tab. 125: Tibialis SEP*

Ableitort	N1 Latenz (ms) Mittelwert +/- SD	P1 Latenz (ms) Mittelwert +/- SD	Maximale Rechts/Links-Differenz (ms)	Interpeaklatenz (ms)
Cz'-Fz (P40)	34,8 +/- 2,5	41,5 +/- 2,8	2,1	Cz' zu LWK I: 21,3
HWK2-Fz (N30)	31,5 +/- 1,8		1,9	HWK2 zu Cz': 12,9
LWK1-Beckenkamm (N22)	24,5 +/- 1,9		1,2	LWK1 zu HKW5: 10,4
LWK5-Beckenlamm (N18)	21,4 +/- 1,8		1,5	LWK5 zu LWK1: 6,0

Tab. 126: N. peroneus superficialis*, modifiziert nach Eisen 1980

Ableitort	N1 Latenz (Mittelwert +/- SD)	P1 (Mittelwert +/- SD)	maximale Seitendifferenz P1
N. peroneus superficialis	33,1 +/- 2,2	39,9 +/- 1,8	3,1

Tab. 127: N. peroneus profundus*, modifiziert nach Eckert 1993

Ableitort	N1(Mittelwert +/- SD)	P1(Mittelwert +/- SD)	maximale Seitendifferenz P1
N. peroneus profundus	35,8 +/- 2,7	43,5 +/- 2,9	3,6

Anlage 2: Normwerte

Tab. 128: N. suralis*, modifiziert nach Tackmann 1993

Ableitort	N1 (Mittelwert +/- SD)	P1 (Mittelwert +/- SD)	maximale Seitendifferenz P1
N. suralis		46,5 +/- 2,5	5,3

Tab. 129: N. saphenus*, modifiziert nach Eisen 1980

Ableitort	N1 (Mittelwert +/- SD)	P1 (Mittelwert +/- SD)	maximale Seitendifferenz P1
N. saphenus	36,8 +/- 2,8	43,4 +/- 2,2	3,1

*Amplitudendifferenzen über 50% im Seitenvergleich: pathologisch

Notizen für eigene Normwerte:

Anlage 2: Normwerte

Tab. 130: Medianus-SEP*

Ableitort	N1 Latenz (ms) Mittelwert +/- SD	P1 Latenz (ms) Mittelwert +/- SD	Maximale Rechts/Links-Differenz (ms)	Interpeaklatenz (ms)
C3'-Fz bzw. C4'-Fz (N20)	20,0 +/- 1,6	26,0 +/- 2,6	1,4	C3' bzw. C4' zu HWK7: 7,2
HWK2-Fz (N13b)	13,1 +/- 1,2		0,7	C3' bzw. C4' zu HWK2: 7,06
HWK7-Fz (N13a)	13,3 +/- 1,0		0,7	HWK7 zu HWK2: 0,57
Erb-Fz (bzw. Erb kontralateral) (N9)	11,0 +/- 0,9		0,7	C3' bzw. C4' zu Erb: 7,2

*Amplitudendifferenzen über 50% im Seitenvergleich: pathologisch

Tab. 131: Ulnaris-SEP*

Ableitort	N1 Latenz (ms) Mittelwert +/- SD	P1 Latenz (ms) Mittelwert +/- SD	Maximale Rechts/Links-Differenz (ms)	Interpeaklatenz (ms)
C3'-Fz bzw. C4'-Fz (N20)	20,9 +/- 1,6	26,5 +/- 2,5	1,3	C3' bzw. C4' zu HWK7: 6,8
HWK2-Fz (N13b)	14,6 +/- 1,5		0,7	C3' bzw. C4' zu HWK2: 6,6
HWK7-Fz (N13a)	14,5 +/- 1,5		0,9	HWK7 zu HWK2: 0,48
Erb-Fz (bzw. Erb kontralateral) (N9)	12,1 +/- 1,5		0,7	C3' bzw. C4' zu Erb: 7,0

*Amplitudendifferenzen über 50% im Seitenvergleich: pathologisch

Tab. 132: Radialis-SEP*

Ableitort	N1 Latenz (ms) Mittelwert +/- SD	P1 Latenz (ms) Mittelwert +/- SD	Maximale Rechts/Links-Differenz (ms)	Interpeaklatenz (ms)
C3'-Fz bzw. C4'-Fz (N20)	19,6 +/- 1,7	27,5 +/- 2,5	1,4	C3' bzw. C4' zu HWK7: 6,6
HWK2-Fz (N13b)	13,8 +/- 1,5		0,7	HWK7 zu HWK2: 0,2
HWK7-Fz (N13a)	13,6 +/- 1,5		0,7	HWK7 zu Erb: 4,3
Erb-Fz (bzw. Erb kontralateral) (N9)	10,1 +/- 1,1		0,7	C3' bzw. C4' zu Erb: 7,5

*Amplitudendifferenzen über 50% im Seitenvergleich: pathologisch

Notizen für eigene Normwerte:

Anhang

Tab. 133: N. cutaneus femoralis lateralis-SEP*

Ableitort	N1	P1	N2	P2	N1/P1
Cz'-Fz	24,0 +/- 1,3	31,1 +/- 2,8	41,5 +/- 1,7	55,4 +/- 4,6	1,2 +/- 0,8

Maximale Seitendifferenz der kortikalen P1-Latenz 2,6 ms

Tab. 134: Trigeminus-SEP*, modifiziert nach Stöhr et al. (Evozierte Potentiale, 1996)

Ableitort	N1 Latenz (ms) Mittelwert +/- SD	P1 Latenz (ms) Mittelwert +/- SD	Maximale Rechts/Links-Differenz (ms)
C5-Fz bzw. C6-Fz (N13) 2. Ast (V2)	12,8 +/- 2,5	18,9 +/- 2,1	1,9
C5-Fz bzw. C6-Fz (N13) 3. Ast (V3)	13,8 +/- 1,5	18,5 +/- 1,1	1,9
2. und 3. Ast simultan oberer Grenzwert m + 2,5 SD	14,7	22,3	1,93

Tab. 135: Pudendus-SEP*

Ableitorte	N1	P1	N2
Cz'-Fz männlich	35,5 +/- 3,0	42,3 +/- 2,0	53,0 +/- 2,6
weiblich	33,0 +/- 3,0	39,8 +/- 1,3	49,0 +/- 2,5

Tab. 136: MEP N. facialis*

DML Distal motorische Latenz	TOLZ transossöre Leitungszeit	KML Lortikomuskuläre Leitungszeit	PML Peripher motorische Leitungszeit	ZML Zentral motorische Leitungszeit
3,7 +/- 0,4	1,5 +/- 0,2	11,0 +/- 1,0	4,9 +/- 0,5	5,7 +/- 0,5

*Amplitudendifferenzen über 50% im Seitenvergleich: pathologisch

Anhang

 Notizen für eigene Normwerte:

Anlage 3: Schautafeln

- Errechnung der sensiblen und motorischen Nervenleitgeschwindigkeit.
- Zuordnung der kortikalen Elektroden zu den entsprechenden Hirnregionen.

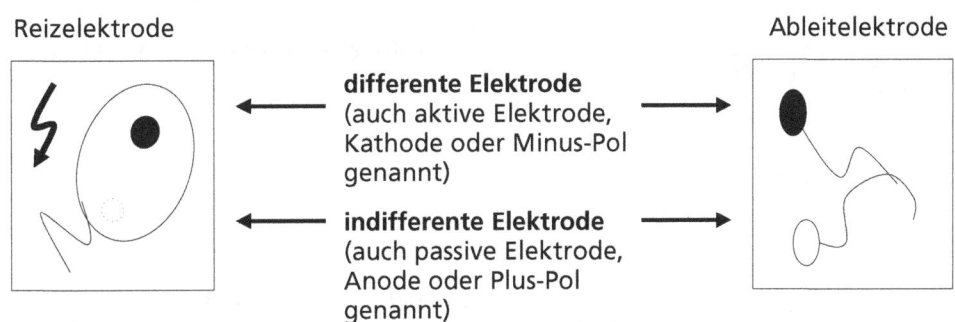

Abb. 159: Schautafeln

Sensible Nervenleitgeschwindigkeit

$$\text{Sensible NLG} = \frac{\text{Strecke zwischen Reiz- und Ableitelektrode}}{\text{Latenz zwischen Reiz- und Potentialbeginn}}$$

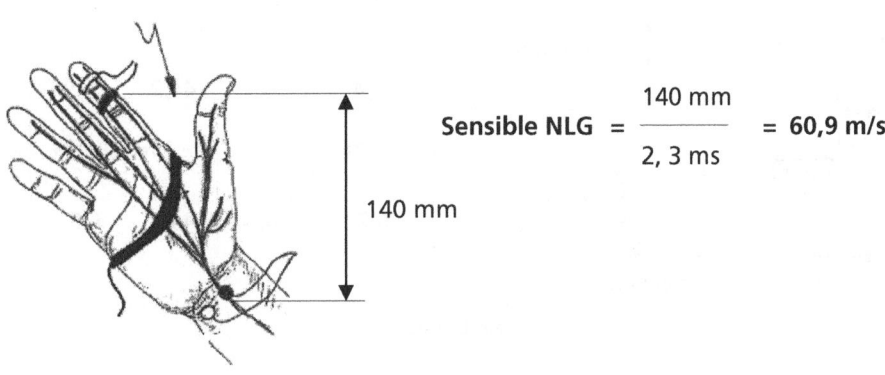

$$\text{Sensible NLG} = \frac{140 \text{ mm}}{2{,}3 \text{ ms}} = 60{,}9 \text{ m/s}$$

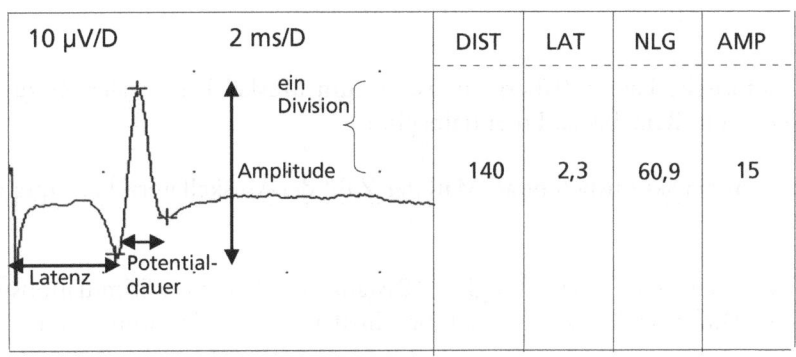

		DIST	LAT	NLG	AMP
		140	2,3	60,9	15

Abb. 160: Schautafeln

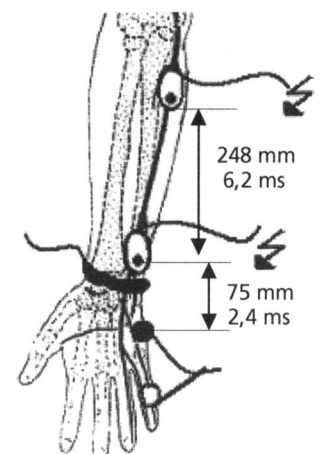

Motorische Nervenleitgeschwindigkeit

$$\text{Motorische NLG} = \frac{\text{Strecke zwischen zwei Stimulationsorten}}{\text{Differenz zwischen 2. und 1. Latenz}}$$

$$\text{Motorische NLG} = \frac{248 \text{ mm}}{(6{,}2 \text{ ms} - 2{,}4 \text{ ms})} = \frac{248 \text{ mm}}{3{,}8 \text{ ms}} = 65{,}3 \text{ m/s}$$

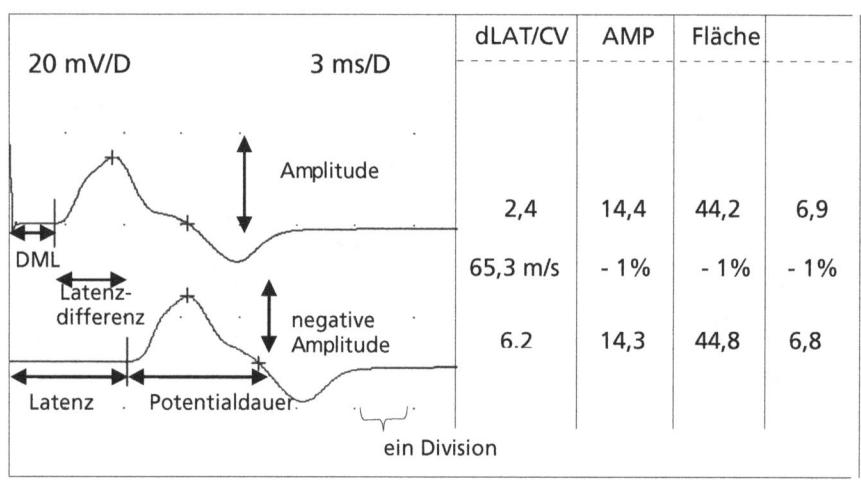

DML – distal motorische Latenz (Überleitungszeit zum Muskel bei distaler Reizung eines motorischen Nervs vom Reiz- bis zu Potentialbeginn.)

MSAP – Muskelsummenaktionspotential (Maß der Zahl der Muskelfasern bei supramaximaler Stimulation.)

Motorische NLG – Nervenleitgeschwindigkeit (Distanz zwischen zwei Stimulationspunkten dividiert durch die Differenz der Leitzeit nach proximaler und distaler Stimulation.)

Anlage 3: Schautafeln

Abb. 161: Schautafeln

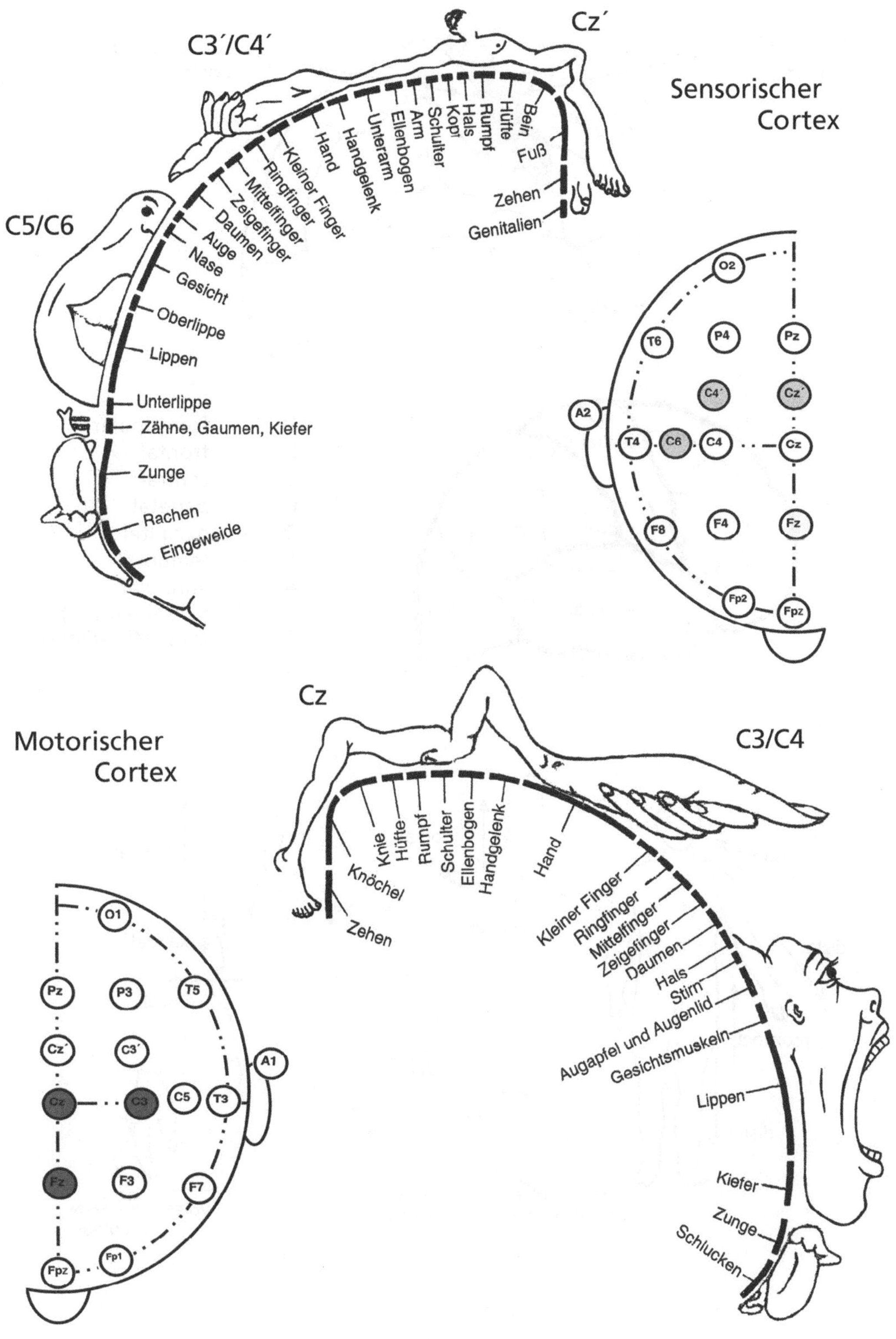

Abb. 162: Schautafeln

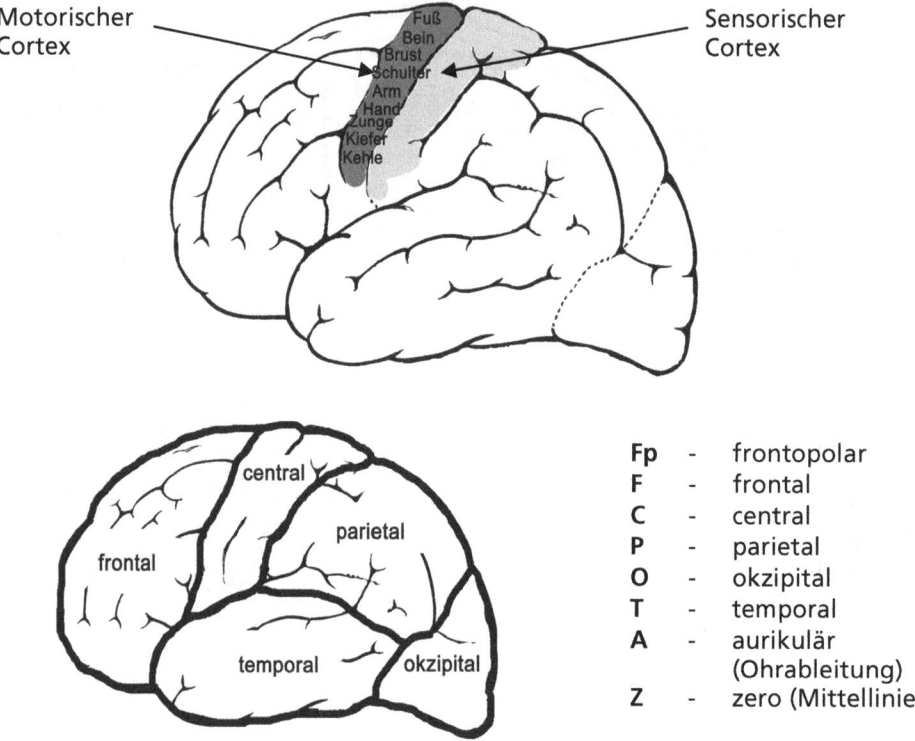

Fp	-	frontopolar
F	-	frontal
C	-	central
P	-	parietal
O	-	okzipital
T	-	temporal
A	-	aurikulär (Ohrableitung)
Z	-	zero (Mittellinie)

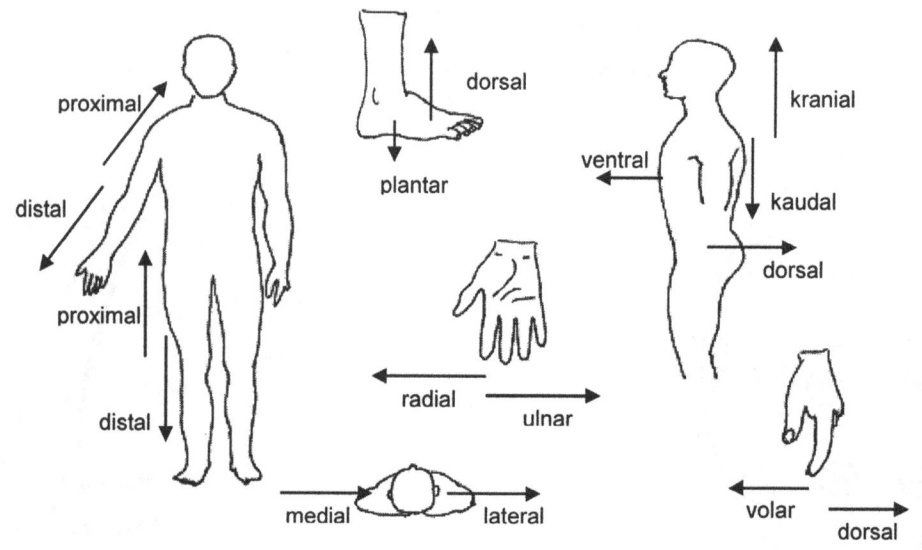